老年人
健康生活方式

关 涛 ◎ 主编

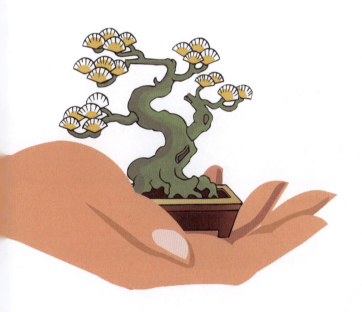

华龄出版社

责任编辑：程　扬
责任印制：李未圻

图书在版编目（CIP）数据

老年人健康生活方式 / 关涛主编 . —北京：华龄出版社，2020.5
　　ISBN 978-7-5169-1611-7

　　Ⅰ.①老… Ⅱ.①关… Ⅲ.①老年人—生活方式—关系—健康—基本知识　Ⅳ.① R161.7

中国版本图书馆 CIP 数据核字（2019）第 297694 号

书　　名	老年人健康生活方式
作　　者	关　涛　主编

出 版 人	胡福君		
出版发行	华龄出版社		
地　　址	北京市东城区安定门外大街甲57号	邮　编	100011
电　　话	010-58122246	传　真	010-84049572
网　　址	http://www.hualingpress.com		

印　　刷	北京市大宝装潢印刷厂
版　　次	2020年6月第1版　2020年6月第1次印刷
开　　本	710mm×1000mm　1/16　　印　张：7.25
字　　数	51千字
定　　价	30.00元

版权所有　翻印必究
本书如有破损、缺页、装订错误，请与本社联系调换

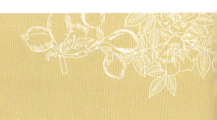

目录

健康生活方式的五大基石是哪些？/ 001
为什么说生活方式疾病是"头号杀手"/ 002
为什么说生活方式病和人的行为密切相关？/ 004
为什么说"不良生活习惯＝为自己制造危险"？/ 006
我国对健康生活方式是如何定义的？/ 011
为什么说健康是一种习惯？/ 013
健康生活方式如何养成？/ 016
何为老年人的健康生活方式？/ 018
科学的膳食结构是怎样的？/ 020
老年人的营养需求有哪些？/ 023
老年人的哪些不良饮食习惯需要改变？/ 028
老年人饮食的注意事项有哪些？/ 030

老年人在饮食营养方面有哪些不足？/ 033
为什么说生命在于运动？/ 033
运动对老年人有哪些益处？/ 034
老年人运动时有哪些注意事项？/ 035
老年人在运动中为什么要注意自我监测？/ 038
如何根据呼吸与心率变化情况控制运动量？/ 039
运动后的注意事项有哪些？/ 040
何为最佳运动标准的指标？/ 040
老年人通用的运动原则有哪些？/ 041
老年人适合什么样的运动？/ 043
进行有氧运动时有哪些注意事项？/ 044
散步对身体有哪些好处？/ 046
如何进行对症散步？/ 046
老年人散步的方法有哪些？/ 048
老年人散步的注意事项有哪些？/ 049
慢跑的益处有哪些？/ 050
老年人慢跑有哪些注意事项？/ 052
哪些老年人不适宜慢跑？/ 054
老年人打太极拳有哪些益处？/ 055
练太极拳的地点与时间选择有哪些需要注意的？/ 057
二十四式简化太极拳的练习要点有哪些？/ 058
游泳有哪些益处？/ 060
老年人游泳的注意事项有哪些？/ 062

哪些老年人不适宜游泳？/ 064
为什么说睡眠要充足？/ 065
良好的睡眠需要哪些条件？/ 066
怎样才能有高质量的睡眠？/ 068
哪些不良的睡眠习惯是需要克服的？/ 070
午睡真的重要吗？/ 071
午睡的注意事项有哪些？/ 072
不适宜午睡的有哪些人？/ 073
老年人春季养生保健应注意些什么？/ 074
老年人夏季养生保健应注意些什么？/ 075
老年人秋季养生保健应注意些什么？/ 079
老年人冬季养生保健应注意些什么？/ 082
老年人如何维护心理健康？/ 084
老年人心理健康的标准是怎样的？/ 086
情绪对健康有怎样的影响？/ 089
老年人应怎样培养良好的身心状态？/ 090
老年人如何乐观生活？/ 092
老年人晚年生活如何因"互联网+"更精彩？/ 093
老年人如何利用中医养生？/ 094

进入21世纪以来，我们能深深地感受到人类的生活方式正在发生很大的变化，但我们可能不大注意另一个事实，即人们在高质量地享受生活的同时，却不自觉地染上了"现代生活方式病"。

当今，人们的生活消费水平已创下历史的最高纪录，这是很容易看到的。但是，这种历史纪录给人们的生存状态究竟带来了什么？这却是不容易感觉到的。

世界卫生组织（WHO）发现，个人的健康与寿命，60%取决于生活方式、17%取决于环境因素、15%取决于生物学因素，只有8%取决于医疗卫生。生活方式疾病已成为人类的"头号杀手"。生活方式病，指的是与生活方式选择有关的疾病，包括糖尿病、心脑血管疾病以及某些癌症，每年导致1600万人过早死亡。这绝不是危言耸听，你只要冷静地观察和思考一下你和周围人群的许多生活方式，就会发现这种被称为"头号杀手"的生活方式病正在悄悄地、严重地侵蚀着人们的健康。

健康生活方式的五大基石是哪些？

1978年世界卫生组织在《阿拉木图宣言》中附有关于健康的定义，指出健康不仅是人体的生理健康，而且必须包含心理状态和社会环境都处在一个较完善的状态，从这个现代的健康概念中可以看出，健康至少应包含四个层次：

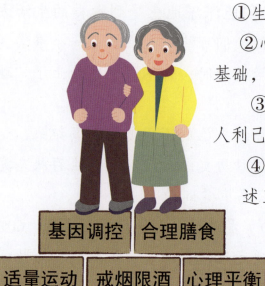

①生理健康。这是健康的基础。

②心理健康。以生理健康为基础，但高于生理健康。

③道德健康。道德低下、损人利己的人，是不健康的表现。

④社会适应健康。这是以上述三种健康为基础的高级层次，是指每个人在不同时间、不同岗位对各种角色的适应情况。因此，"健康"不仅是一个生理概念，还是一个社会概念，而仅仅依靠基因调控是不可能达到完整的健康状态和健康的高级层次的。

越来越多的科学家认为：基因调控，合理膳食，适量运动，戒烟限酒，心理平衡，这才是健康长寿的五大基石。

为什么说生活方式疾病是"头号杀手"

根据流行病学最新调查报告显示，影响我国城乡居民健康的疾病结构即"疾病谱"已发生了明显的变化。霍乱、天花等烈性传染性疾病已退居次席，有的甚至销声匿迹；和生活方式有关的恶性肿瘤、脑血管病、心脏病等慢性非传染性疾病却"浮出水面"，发病率逐年上升。

早在2012年，我国18岁以上超重者和肥胖者，分别高达2.4亿和7000万，且增加趋势明显。

据有关部门统计，我国成年人中超重的比例已达2000万以上，与肥胖有关的糖尿病、高血压、高血脂、冠心病和中风等"五病综合征"密切相关。有资料显示，高血压作为当今世界上流行最广泛的疾病，正在威胁着1亿以上中国人的健康。实际上，75%的高血压及其并发症是可以凭借健康的生活方式进行预防、控制和早期治疗的。

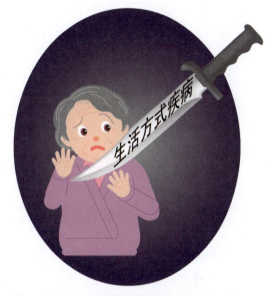

《中国恶性肿瘤学科发展报告（2017）》显示：中国恶性肿瘤发病人数居全球第一，每10个病患中就有2.2个中国人！肺癌、胃癌、肝癌、直（结）肠癌和食管癌排在发病率前五位。肺癌、乳腺癌分别居中国男性、女性肿瘤发病首位。

截至2010年，我国肿瘤发病率男性前十位的是肺癌、胃癌、肝癌、直（结）肠癌、食管癌、胰腺癌、膀胱癌、脑瘤、淋巴瘤、鼻咽癌。女性前十位的是肺癌、乳腺癌、胃癌、直（结）肠癌、肝癌、食管癌、卵巢癌、宫颈癌、胰腺癌、脑瘤。如果说霍乱、天花、血吸虫等疾病都直接或间接与生活贫困、营养不良有关，而高血压、糖尿病、恶性肿瘤等慢性病则大多是和人们的现代生活方式有关，因此常常被人称为"富贵病"。

2015年1月19日，世界卫生组织在发表的报告中说，每年有逾300万中国人因一些可以通过定期锻炼和少吸烟少喝酒的生活方式来预防的疾病早死。在全球范围内，慢性非传染性疾病每年造成约3800万人死亡，其中中国有860万人。近一半人的死亡可以通过少吸烟等方法来预防。

慢性病发病率明显上升，已成为一个严重的社会问题，而慢性病和人们的生活方式密切相关，因而专家们把它们称为"生活方式疾病""生活习惯疾病"。因此，强化全社会的健康意识，提倡健康的生活方式，逐步养成健康的生活习惯，是当务之急。要使人们知道，良好的生活习惯、合理的膳食结构、适当的运动和健康的心理素质是预防和治愈慢性疾病的关键，是保持健康、延年益寿的基础。

为什么说生活方式病和人的行为密切相关？

不良的饮食习惯是无法用疫苗来预防的，而不良的饮食习惯则是生活方式疾病的基础。例如，癌、肥胖、心脑血管病的病因大多与不科学的饮食密切相关。

据估计，到2015年，发达国家心血管病的死亡人数将从1985年的1320万增至2450万。同时，发展中国家死于此病的人数也将由720万增至1670万，且死亡者往往在65岁以下。每人每天摄盐量在30克以上者，几乎都会患高血压病。吸烟、酗酒的恶习是无法用疫苗来改变的，而这些恶习却是生活方式疾病的帮凶。

专家指出，全球每年新发癌症病例1400多万，我国每年新发病例429万。目前全球每年大约有500万癌症患者死亡。而癌症的发生与吸烟、酗酒等不良生活习惯有关，例如肺癌的发病率，吸烟者是不吸烟者的220倍。紧张的情绪是无法用药物来缓解的，而情绪紧张则是疾病的根源。现代医学研究认为，一切对人体健康不利的因素中，最能使人短命夭亡的就是恶劣的情绪。

通过对我国已公布的心血管疾病、脑血管疾病和恶性肿瘤这前三位死因的分析发现，这三类疾病占全部死因的67.6%，即是说，目前我国有2/3的人死于和不良生活方式有关的疾病。

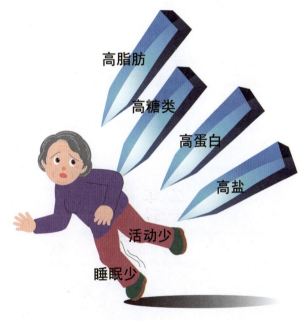

从世界情况来看，有关专家分析，1990—2020年世界上致残和劳动力丧失的主要原因为冠心病、抑郁症、脑血管病和交通意外。死亡的主要原因为冠心病、脑血管意外、下呼吸道感染和交通意外。以冠心病来说，高胆固醇、高热能饮食、肥胖、高血压、吸烟、紧张情绪等，都是促发和加重冠心病的危险因素，而这些因素大多与不良生活方式和行为习惯有关。

有人概括说,现代人生病,其病因大体是:"气出来的,心理不平衡;吃出来的,营养不平衡;住出来的,环境不平衡;玩出来的,阴阳不平衡;累出来的,生活不平衡"。有的专家则从另一个角度将不健康的生活方式总结为"四高两少":即高脂肪、高糖类、高蛋白、高盐的食品,人的体力活动减少,睡眠时间减少。"四高"严重危害身体健康;"两少"则破坏了自身的免疫力。

为什么说"不良生活习惯=为自己制造危险"?

人们在尽情享受现代文明的同时,常常忽视了健康,这已经是一个不可否认的事实,不少人几乎每天在为自己"制造着危险"。无数事实证明,损害我们身体健康的最大因素,常常是一些我们司空见惯的日常生活习惯和消费"热点"。豪华的家庭装修、现代的办公大楼、丰盛的宴席、诱人的烟酒、通宵达旦的娱乐、让人神魂颠倒的手机游戏……人们可能没有想到它

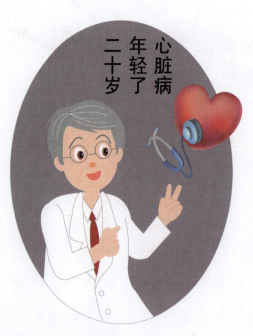

们背后藏着一个个的健康"杀手",这已经成为专家们的共识:不健康的生活方式导致的疾病,是人类最大的死亡原因。尤其是老年人更应高度警惕。

在日常生活中,不健康的生活方式,主要是指吃得太油、太咸、太甜,以及饮烈性酒、大量抽烟、贪图享受、长期过夜生活和较少运动,甚至赌博、纵欲、吸毒等。

吸烟,害己又害人。这是最顽固的、危害面最广的不健康行为。据专家分析,香烟的烟雾中含有3%~6%的一氧化碳,因此,在烟雾弥漫的场所常常使人感到头痛、眼睛流泪、倦怠和工作效率下降。而在吸烟者呼出的冷烟雾中,烟焦油和烟碱的含量,比吸烟者吸入的热烟焦油含量多1倍,苯并芘多2倍,一氧化碳多4倍,氨多50倍,因此"被动吸烟"的人深受其害。长期吸烟者中肺癌的患病率比不吸烟者高10~20倍,喉癌高6~10倍,冠心病高2~3倍。

前不久世界卫生组织公布了一个让人震惊的最新研究成果:吸烟可以遭到辐射,而且每吸一支烟所受的辐射量相当于在24小时里人体吸收到所有来自周围环境的自然辐射量。每天吸一包香烟的人,他的支气管在一年里会遭受5000~5500单位的阿尔法射线的辐射,这个数字超过了国际放射防护委员会允许量的9~10倍,几乎相当于一个人两天就要做一次胸部透视。这种辐射能撞击原子使之变成离子,这种离子极易杀死人体细胞,并使之成为癌细胞。

酗酒,诱发多种疾病。这和赌酒、劝酒,以酒为交际方式和公关手段等不文明行为相关。这确实可称得上是人们在谈笑声中相互"赠送疾病"。因为长期酗酒而危害健康、诱发诸多疾病，使肝病、高血压、胃病等进一步恶化，甚至危及生命的现象已相当普遍。

无规律的生活，导致机体免疫力下降。不少人疲于日益繁缛的社交应酬，经常很晚才回家休息。许多人在酒吧、"网吧"或是卡拉OK厅里"泡"到深夜，或是通宵达旦地玩麻将或"上网、刷手机"。长期紧张无序的生活，使得对自身的疾病信号反应迟钝。有的知识分子业务负担长期超负荷，不得不经常开"夜车"，或疲于奔命，使得身心压力增大而休息时间减少，神经经常处于紧张状态，扰乱了机体代谢的节律性，人为地抗拒"生物钟"，抗病能力随之下降。

餐饮失度，伤害身体。这是普遍存在的问题。一是轻视早餐，甚至不吃早餐，这不仅使人的血糖低于正常值，对大脑的营养供应不足，对大脑造成伤害，而且对智力的发展和情绪也带来不利的影响；二是长期饱食，饮食无节制。现代营养学研究发现，进食过饱后，大脑中被称为"纤维芽细胞生长因子"的物质会明显增多。这些纤维芽细胞生长因子能使毛细血管内皮细胞和脂肪增多，促使动脉粥样硬化发生。如果长期饱食的话，势必导致脑动脉硬化，出现大脑早衰和智力减退等现象。

饮食结构不科学，"吃"出疾病。这种状况相当普遍，无论是酒宴还是餐馆里的便餐，人们更多注意的是口感，很少注意到饮食营养和饮食结构。有的因工作需要"赴宴成灾"，宴请成为负担，经常性的"请吃"和"被请"使得高脂肪、高蛋白食物摄入过多。而有的则是另一个极端，因忙于工作而顾不上吃饭，或胡乱吃点食物充饥在现实生活中也大有人在。这些情况正是诱发诸多疾病的重要原因。

若长期如此，无疑会使健康状况走下坡路。有的摄入的甜食过量，尤其对于儿童来说，危害更大，甜食过量的儿童往往智商较低。这是因为脑的发育离不开食物中充足的蛋白质和维生素，而甜食会损害胃，降低食欲，从而减少儿童对高蛋白和多种维生素的摄入，导致机体营养不良，影响大脑发育。有的人长期习惯食用高盐和过辣的食物，导致高血压和肠胃疾病。

缺少必要和适当的体育锻炼。长时间伏案工作，在办公桌或电脑前从上班坐到下班，忙得甚至连改变一下坐姿的时间都没有，胸部得不到扩展，肺活量变小，使肺部患病的危险性增加；心脏亦得不到锻炼，加之颈部持续向前弯曲，使流向大脑的血液受限，导致心脑血管疾病；肌肉得不到锻炼，平时靠肌肉协助回流的静脉血液在身体下部淤积，直肠附近的静脉血液回流受阻，这是痔疮形成的重要原因；持续过久的脑力劳动使人感到身心疲惫，容易产生难以恢复的心理性疲劳；长期紧张缺乏调节的脑力劳动可使神经体液调节失常，抗病能力降低，脂类代谢紊乱，血胆固醇升高。有人曾对1200名中年知识分子的体育锻炼情况进行了调查，结果发现有体育锻炼习惯者竟不足10%，这就是问题严重性之所在。

长期睡眠不足，加速脑细胞的衰退。常识告诉我们，大脑消除疲劳的主要方式是睡眠。长期睡眠不足或质量太差，只会加速脑细胞的衰退，使人反应迟钝，工作效率也下降。

睡眠不足还容易得胃病，这也是不争的事实。英国的研究人员发现，人的胃和小肠在晚上会产生一种有修复作用的被称作TFF2蛋白质的化学物质，如果睡眠不足，就会影响这种物质的产生，从而增加患胃溃疡的概率。TFF2蛋白质含量会伴随生物节奏而自动调整，一般在下午和傍晚降至最低，待夜晚睡眠时又可达到最高。研究人员认为，在睡眠过程中，TFF2的水平会增加340倍左右，这一物质有助于修复胃和小肠的损伤。

心理压力过重，是造成多种疾病的主要因素。面对激烈的社会竞争，不少人工作繁忙而紧张，有的对自己要求过高，整天处于激烈的竞争旋涡之中，心理压力很大。在这种心理压力的长期"催促"下，往往顾不上关注自己的身体状况。

北京市的一项体检调研显示，在接受体检的1866名知识分子中，患有高脂血症、脂肪肝、高胆固醇血症、肥胖症、白内障、高血压病、癌症等疾病的比率高达84.6%，其中助理教师至教授职称者占76%。调查还发现，上述疾病的患病率与职称高低成正比，教授和副教授的患病率分别为95.2%和89.4%；不同年龄组的患病率与年龄增长也成正比，尤其是40~59岁组的患病率高达90.4%。

总之，已被确认与生活方式有关的疾病数不胜数。据有关科学家研究认为，良好的生活方式使年龄在40岁的中年人的健康程度与20岁的具有不良生活方式的青年人的健康情况几乎相等。不良的生活方式不仅使患糖尿病、消化性溃疡、心血管疾病以及癌症等危险性增加，而且45岁以后的死亡率比有良好生活方式的人群高数倍。

经过多年研究发现，如果生活没有规律，患消化性溃疡的可能性比生活有规律的人高3倍以上；如果对任何事物都不感兴趣，患肝病的可能性提高3倍；如果每周1次运动都不参加，则患肝病危险可高达2~3倍；如果每日吸烟，患消化性溃疡的可能性高4倍以上，患心血管疾病的可能性高5倍以上；不吃早餐比吃早餐的人患糖尿病的危险可高4倍以上。

另外，从心脏病的发病年龄看，专家已证实，心脏病"越来越年轻"，而且主要是因为生活方式不当导致的。北京大学第三医院内科教授、博士生导师陈明哲说："心脏病在我国至少'年轻了'15岁！"这位教授说，20世纪50年代心脏病的主要元凶是先天性心脏病，20世纪60年代风湿性心脏病曾一度猖獗，现在以冠心病为主的心脏病成了心脏病家族中的"新宠"。它盯住了那些暴饮暴食、起居无常的青壮年，并在他们中间很快打开了"市场"。现在的心脏病主要是因为生活方式不当而导致的疾病。

我国对健康生活方式是如何定义的？

为落实《卫生事业发展"十一五"规划纲要》提出的"加强全民健康教育，积极倡导健康生活方式"有关精神，提高全民健康意识和健康生活方式行为能力，有效控制心血管疾病、糖尿病、慢性呼吸道疾病、癌症等主要慢性病的危害及其危险因素水平，我国卫生部疾病预防控制局、全国爱卫会

| 老年人健康生活方式

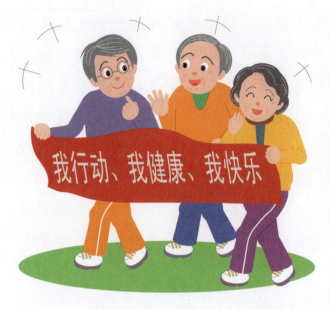

办公室和中国疾病预防控制中心共同发起了以"和谐我生活,健康中国人"为主题的全民健康生活方式行动,并向全国人民倡议:

1.追求健康,学习健康,管理健康,把投资健康作为最大回报,将"我行动、我健康、我快乐"作为行动准则。

2.树立健康新形象。改变不良生活习惯,不吸烟,不酗酒,公共场所不喧哗,保持公共秩序,礼貌谦让,塑造健康向上的国民形象。

3.合理搭配膳食结构,规律用餐,保持营养平衡,维持健康体重。

4.少静多动,适度量力,不拘形式,贵在坚持。

5.保持良好的心理状态,自信乐观,喜怒有度,静心处事,诚心待人。

6.营造绿色家园,创造整洁、宁静、美好、健康的生活环境。

7.以科学的态度和精神,传播科学的健康知识,反对、抵制不科学和伪科学信息。

8.将每年的9月1日作为全民健康生活方式日,不断强化健康意识,长期保持健康的生活方式。

2016年10月25日，为推进健康中国建设，提高人民健康水平，根据党的十八届五中全会战略部署，中共中央、国务院印发并实施了《"健康中国2030"规划纲要》，其中明确指出：普及健康生活，加强健康教育。要求提高全民健康素养，推进全民健康生活方式行动，强化家庭和高危个体健康生活方式指导及干预，塑造自主自律的健康行为，引导合理膳食，开展控烟限酒，促进心理健康，加强心理健康服务体系建设和规范化管理。

为什么说健康是一种习惯？

让健康成为自己的习惯。从一定意义上讲，健康是一种习惯，被称为"长寿乡"的我国广西巴马瑶族自治县，全县百岁以上的长寿老年人共有74人，相当于每10万人口中就有31位百岁寿星，这个比例居世界之首。

中外科学家对巴马瑶族自治县的这些长寿老年人进行过多年考察，他们把巴马人长寿的主要原因归纳起来，一是居住地的自然环境非常优美，空气清新；二是老年人有长期坚持体力劳动和锻炼的习惯；三是饮食结构以素食为主；四是性情开朗，笑口常开；五是老年人普遍受到社会的尊重和保护。可以说，这些老年人虽然没有什么"长寿经"，但他们却生活在一种"习惯中"。

根据现代人的生活情况，为了保证身体健康，应该有哪些基本的有益于健康的生活习惯呢？对这个问题，专家们有以下共识：

1."三不"。不抽烟，不吸毒，不酗酒。远离毒品和污染源。

2.喝牛奶。每天一杯，可有效改善钙摄入量不足的状况。

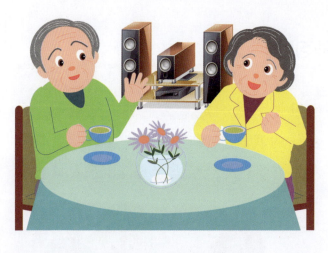

3.晒太阳。有助于体内贮存维生素D，有利于牙齿和骨骼的健康。

4.重视早餐。丰富的早餐不仅能提供身体必需的营养和热能，而且能为良好的情绪提供重要的保证。

5.少吃肉。这会有效改善饮食结构。

6.少量饮酒。有利扩张血管，促进血液循环，尤其是红葡萄酒有助于血液循环，降低胆固醇，对心血管具有一定的保护作用，尤其对女性来说好处更多。

7.多吃水果。不仅能提供大量人体必需的维生素，还可预防高血压、肿瘤和前列腺炎。

8. 多户外活动。包括散步、旅游、登山、远足、做体操等。散步活动老少皆宜，以微微出汗，不心慌气短为度。可弥补运动不足，有利于食物的消化和吸收，有利于消化系统的养护。但是不要饭后立即进行，应该休息片刻再去散步，这对糖尿病患者尤其重要。清晨不要空腹行走，不要顶着雾气出门散步。

9. 常听音乐。听一听，唱一唱，不会唱哼哼也行，每天能有1~2次，这会促进身心放松，有利于心理健康，还有益于逻辑思维，对声带、肺部和胸肌也是很好的锻炼。

10. 多喝开水。喝水可改善呼吸，有益于消化系统卫生，还可以调理关节和肌肉，减轻疲劳。

11. 适量饮茶。茶是公认的健康饮料，具有抗氧化、抗衰老作用，还能降脂、防癌、提高免疫功能，但不要长期喝太浓的茶，注意选择无污染的茶叶，同时在进餐中和进餐后半小时内少饮茶，因为茶中的鞣酸会影响铁和钙等营养素的吸收。

12. 多交挚友。常和朋友、亲人交谈，这会缓解紧张的情绪，有利于大脑和肝的健康。

13. 经常洗澡。洗澡是保持个人身体清洁的需要，而且能消除疲劳，促进血液循环。

14. 洗脚烫脚。脚被称为"第二心脏"，洗脚、烫脚实际上对全身进行了有效的按摩。

15. 保养皮肤。这不应该仅仅看作是"美容"，更重要的意义在于皮肤上布满了穴位，对皮肤的按摩和保养，实际上是对体内器官的保护和积极的刺激。

16. 饮食清淡。包括大量有益于身心健康的野菜、青菜、

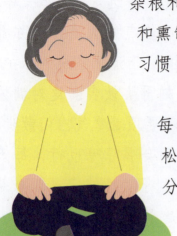

杂粮和植物油等；不吃过咸、过辣、发霉和熏制的食物（这是亟待改变的不良饮食习惯）。

17. 静坐冥思。每天可进行1~2次，每次30分钟左右。静坐冥思时完全放松，排除一切杂念，放松静默，大脑会分泌出一种"快乐物质"——脑啡肽，其作用比海洛因强10~100倍。对于降血压，缓解神经性头痛，减轻思想压力，解除疲劳，对肝脏保健以及遏制肿瘤有很好的效果。

18. 按时就寝。不要经常熬夜，每天必须保证6~8小时的睡眠，但也不要睡得时间过长，因为适量的睡眠是健康的基本保证，而贪睡会有害身心健康。

19. 心胸开阔。遇事想得开，"知足常乐"。研究证实，恶劣的情绪是导致当代人患许多疾病的重要而突出的原因。

健康生活方式如何养成？

要想养成健康的生活方式，首先要注意从以下最常见的几个方面做起：

1. 戒除不良嗜好，养成良好的卫生习惯。如果你想健康长寿，就应该从日常生活的点点滴滴做起。同时，不要过度饮酒,适量饮用可促进血液循环,扩张血管,消除疲劳。但每次宜少量,如啤酒半瓶、葡萄酒或黄酒100毫升为宜,不提倡饮白酒,禁止饮高度酒。

2. 注意完善居住和工作环境,远离污染源。讲究和维护环境卫生,养成良好的个人卫生习惯。不要因为装修居室将污染源"请进"家门。

3. 要注意生活节奏,日常起居要有规律。尽量避免使自己长期处在紧张、没有规律、疲于应付的状态中。专家们认为,疲劳是21世纪危害人们健康的一个重要因素。有资料显示,1994年上海地区科技人员的平均死亡年龄为67岁,比全市各类人群早3.26岁,其中15.6%发生在35~54岁的中年人。导致早死的原因是复杂的,但其中一个重要的原因是生活没有规律,长期

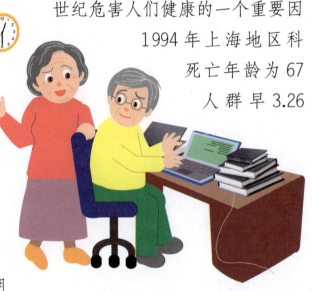

处在疲劳之中。要善待自己,注意安排好休息和娱乐,特别要注意的是少熬夜,没有充足的睡眠就没有健康。

4. 坚持符合个人特点的、适量的体育娱乐运动。保持脑力和体力协调的适量运动,是预防和消除疲劳,保证健康长寿的重要条件。体育锻炼贵在坚持,重在适度,并成为每天生活的必要内容。活动内容可因人而异,但有一条必须记住,

就是运动量要适度,一般锻炼完毕,微微出汗,冬天全身暖和,不觉得心慌气急为度。适当参加一些休闲娱乐活动,不但可以愉悦身心,还要借此交友,扩大社交面,丰富生活,找到生活的乐趣。

5.学习和了解营养知识,讲究营养结构。任何一种食物都不能提供人体需要的全部营养素,因此合理的膳食必须由多种食物组成。根据国内的饮食习惯,特别强调的是要低糖,同时减少食盐的摄入量。

6.经常调节心态,讲究心理卫生。恶劣的情绪是导致多种疾病和死亡的重要原因,善于自我调整心态,是保持健康从而实现长寿的重要条件。面对激烈的社会竞争,面对一些不合理的现象,面对事业的失败和挫折,面对不公平的待遇,面对生活的不幸,面对"退下来"之后的"落差",关键是调整好自己的心态。一定要记住:做自己情绪的主人!想开点、想远点、想全面点、想辩证点。

总之,生活习惯和健康息息相关,我国老年病著名专家洪昭光教授告诫大家:合理膳食,适量运动,戒烟限酒,心理平衡就可以使高血压减少55%,脑梗死减少75%,糖尿病减少50%,肿瘤减少1/3。

何为老年人的健康生活方式?

1.科学的饮食。饮食注意低热量、低脂肪、少油炸,富含维生素、蛋白质和微量元素等，营养均衡、有规律，不吃零食、不偏食；戒烟、忌酒。

2.适当的运动与锻炼。生命在于运动。运动贯穿于机体生长、发育、衰老的全部过程，所以运动对老年人也同样至关重要。如果老年人能坚持适量的运动和锻炼，不仅能延缓衰老的过程，而且能调节、增强和改善机

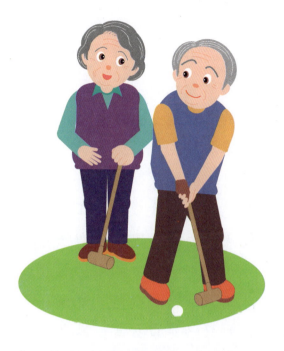

体各系统的功能。老年人的运动可按自己的实际情况来安排。运动项目以散步、慢跑、打太极拳（剑）、健身操、跳舞、门球以及棋类等为宜。主要是选择自己喜欢而又能承受的运动项目，最重要的是能持之以恒，几年下来就会感到参加锻炼的好处。至于锻炼的强度，以不感到疲劳，或虽感疲劳，但休息片刻即可恢复为度；若第2天早晨起床后仍感疲劳，则前1天的运动过量了，应该减少。运动后心跳可有所加快，但不能超过110次/分。同时，亦要有静坐静卧的时间，特别是在疲劳后，更应安静休息。

3.充足的睡眠与休息。老年人需要较多的休息，而且要分散于一天的活动之中。老年人的睡眠时间相对减少，但要注重睡眠的质量。白天应有适当的休息，要睡好午觉，感到疲倦时可打个盹儿。卧室须通风、洁净、温度适宜，光线应

暗一些。长期失眠者，可在医生指导下，服用适量的安眠药。

4.平稳、乐观的情绪状态。山东省临沂地区老年研究中心对沂蒙山区34名百岁老年人的调查显示，这些老年人共同的特点是：性格乐观开朗、心胸宽广豁达、为人忠厚善良、家庭和睦相处、人际关系良好。保持情绪平稳是长寿的基本条件。美国疾病检查中心的专家进行的一项研究也表明：与自己亲近的人或一起工作的同事和睦相处，多交往，可以减慢大脑的衰老速度，增强健康和延长寿命。

5.克服不良的生活习惯。人到老年常会保留一些不良的生活习惯，如吸烟、喝酒、不按时作息、饮食不均匀、食物品种只满足口味等。这些不良的生活习惯都要下决心改掉，特别是烟必须戒掉，以保身体健康。

科学的膳食结构是怎样的？

1997年4月，中国营养学会根据中国居民膳食情况的实际，修订了《中国居民膳食指南》，这对改善国人的膳食状况起到了重要的指导作用。其内容共有8条，分别是：

1.食物多样，谷类为主：各种各样的食物所含的营养成分不尽相同，没有一种食物能供给人体需要的全部营养素，所以每日膳食必须由多种食物适当搭配，才能满足人体对各种营养素的需要。

谷类食物是我国传统膳食的主体，是人体热能的主要来源，它提供人体糖类、蛋白质、膳食纤维及B族维生素等。在各类食物当中应当以谷类为主，并须注意粗细粮搭配。

2.多吃蔬菜、水果和薯类：蔬菜、水果和薯类都含有较丰富的维生素、无机盐、膳食纤维以及其他生物活性物质。红、黄、绿等深色蔬菜中，维生素含量超过浅色蔬菜和水果，而水果中的糖、有机酸及果胶等又比蔬菜丰富。食用蔬菜、水果和薯类的膳食，对保护心血管健康、增强抗病能力和预防某些癌症等有重要作用。

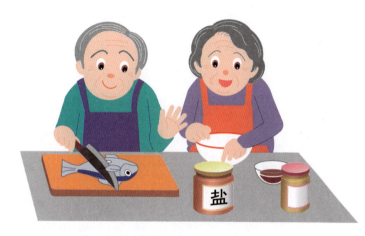

3.常吃奶类、豆类及其制品：奶类含钙量高，是天然钙质最好的来源。也是优质蛋白质的重要来源。我国居民膳食中普遍缺钙，与膳食中奶及奶制品少有关。经常吃适量奶类可提高青少年的骨密度，减缓老年人骨质丢失的速度。豆类含丰富的优质蛋白质、不饱和脂肪酸、钙及B族维生素。经常吃豆类食物，既可以改善膳食的营养供给，又可避免吃肉过多带来的不利影响。

4.经常吃适量的鱼、禽、蛋、瘦肉，少吃肥肉和荤油类食物：鱼、禽、蛋及瘦肉是优质蛋白质、脂溶性维生素和某些无机盐的重要来源。我国相当一部分城市和绝大多数农村吃动物性食物的量还不够，应该适当增加摄入量。但部分大城市居民吃肉食太多，对健康不利，应当少吃猪肉、荤油，减少脂肪的摄入量。

5. 食量与体力活动要平衡，以保持适宜体重：控制进食量与加强体力活动是控制体重的两个主要因素。食量过大而活动量不足会导致肥胖，反之会造成消瘦。

体重过高易得慢性病，体重过低可使劳动能力和对疾病的抵抗力下降，都是不健康的表现。应保持进食量与热能消耗之间的平衡，体力活动较少的人应进行适度运动，使体重维持在适宜的范围内。

6. 吃清淡少盐的膳食：膳食不应太油腻、太咸，不食用含过多动物性的食物及油炸、烟熏食物，每人每日食盐用量以不超过6克为宜。除食盐外，还应少吃酱油、咸菜、味精等高钠食品，以及含钠量高的加工食品。吃盐过多会增加患高血压的危险。

7. 如饮酒，应限量：白酒除具有热能外，不含其他营养素。无节制地饮酒，会使食欲下降，食物摄入量减少，以致发生多种营养缺乏症，严重时还会造成酒精性肝硬化。过量饮酒增加中风等危险。若要饮酒，可饮用少量的低度酒。儿童应当忌酒。

8. 吃清洁、卫生、不变质的食物：应当选择外观好，没有泥污、杂质，没有变色、变味且符合卫生要求的食物。进餐时要注意卫生条件，包括进餐环境、餐具和供餐者的健康卫生状况。

老年人的营养需求有哪些？

中老年人由于机体形态与功能发生了一系列变化，对于食物营养的需要有其特殊的要求。

1. 热能。老年人随着年龄的增长，基础代谢率和活动量（劳动强度）皆逐年减少，因此其热能的消耗量也随之降低。一般认为，60岁的老年人热能的正常耗量较青年人减少1/5，70岁以上者减少近1/3。因此，老年人应依据其年龄、性别、活动量及个体差异的生理变化合理调节饮食，减少热量摄入，建议老年人能量摄入量以每日1800~2000千卡为宜。

2. 蛋白质。老年人的分解代谢大于合成代谢，蛋白质合成能力差，摄入的蛋白质利用率低，因此，蛋白质的摄入量应量少而质优；每日摄入量以达到每千克体重1.0~1.2克为宜，有慢性消耗性疾病、烧伤或外科手术后应适当增加，蛋白质提供的能量占膳食总能量的13%~14%较合适。由于老年人的肝、肾功能降低，过高的蛋白质会加重肝、肾负担。所供给的蛋白质中需要有一部分（35%~45%）蛋、奶、鱼、肉等优质动物蛋白；可较多食用豆腐、豆制品等。

3. 脂肪。肥胖是高血压、高血脂以及糖尿病等老年慢性疾病的危险因素。所以老年人膳食中脂肪摄入不能太高。应按中国营养学会建议的脂肪摄入占总能量的20%~25%为宜，但不得小于10%，以免影响必需脂肪酸和脂溶液性维生素的供应。摄入脂肪过多，易引起胆固醇升高，导致动脉硬化、乳腺癌、结肠癌等病症。动物性脂肪最好不要超过脂肪总量的1/3（鱼油除外）；不饱和脂肪酸和饱和脂肪酸比例对预防动脉硬化极为重要，二者之比在1~2时血液中高密度脂蛋白胆固醇增加，而低密度脂蛋白胆固醇减少，有利于防止动脉粥样硬化的发生。

4. 碳水化合物。老年人供热能的主要营养成分碳水化合物也应相对减少。有些老年人为了预防肥胖和高脂血症，往往限制脂肪摄入量而忽视糖的摄入量，甚至增加碳水化合物的摄入量。殊不知老年人胰岛素分泌减少，对糖代谢的调节能力减弱，而合成脂肪能力增强，长期过多摄入糖尤其是蔗糖，反可导致肥胖、超重，引起内源性高脂血症（甘油三酯升高），葡萄糖耐量减低，引起糖尿病。因此老年人应少食糖或含糖高的食品。老年人碳水化合物的供给量，一般认为以每人每日限制在250~300克为宜。果糖容易被老年人吸收利用，并且果糖比葡萄糖较少转变成脂肪，因此老年人宜多吃水果，也可食用含果糖较多的蜂蜜。

5. 膳食纤维。老年人群膳食中应有一定量膳食纤维，包括纤维素、半纤维素、木质素及果酸。虽然在肠道不能吸收，但能增加肠内容物的渗透性，吸收较多水分，扩大容量，刺激肠道，增加肠蠕动，使肠道的内容物较快排出体外，从而减少某些代谢产生的促癌物质与肠黏膜接触的机会，有防治便秘及防癌作用。此外，纤维素还可降低胆汁和血液中的胆固醇浓度，有益于减少动脉粥样硬化和胆结石的发生。纤维素能延缓糖分的吸收，降低血糖，利于防治糖尿病及减肥等。

膳食纤维主要来源于全谷类及其制品、蔬菜、水果、麦麸、豆类、果胶等。世界卫生组织曾建议成人每人每日最低量为27克，最高量为40克，这是可溶性和不可溶性纤维的总和。随着食品加工越来越精，膳食纤维丢失明显增加，使某些维生素、矿物质也大量丢失，因此老年人应重视多食用麦片、燕麦及粗粮等食品。

6. 维生素

（1）维生素A。老年人消化功能弱，易发生维生素A缺乏，应多进食富含维生素A的食物，如动物肝脏、胡萝卜、牛奶、绿色蔬菜及柑橘等。

（2）维生素B。对老年人较重要的有维生素B、维生素B_1、维生素B_2、维生素B_6、维生素B_{12}、叶酸等。

维生素B_1：在糠麸中含量最为丰富。正常老年人不会发生维生素B_1的缺乏，但饮酒过多，长期卧床进食不足或长期食用精制米面等易致缺乏。老年人维生素B_1的日需要量为1.2~1.4毫克。

维生素B_2：动物内脏、肉类、乳类、蛋黄、鱼类及酵母含量最为丰富。老年人维生素B_2的日需要量为1.5~2.0毫克。

维生素B_6：是参与机体代谢的20多种酶的辅酶，老年人维生素B_6缺乏可导致行为异常。以酵母和糠麸中最多，每日需要量为3毫克。

维生素B_{12}：在肝及内脏与各种动物性食品中含量最为丰富，人体肠道的微生物也能少量合成，老年人每日需要量为5~15微克。

（3）维生素C。充足的维生素C可防止老年人血管硬化，促使胆固醇排出，增强机体抵抗力。老年人由于食欲减退，消化吸收功能低下，喜食烹调时间较长的食品及进食水果、蔬菜少等原因易发生维生素C缺乏。维生素C人体不能合成，主要来源于新鲜蔬菜、水果。老年人每日膳食维生素C的推荐摄入量与年轻人相同，为每日100毫克。

（4）维生素D。老年人维生素D缺乏时会引起骨软化病或骨质疏松症，易发生骨折。长期卧床不见阳光，饮食不合理，肠道吸收功能障碍者会引起维生素D缺乏。它在各种动物性食品中含量最丰富，如肝、奶、蛋等。

（5）维生素E。近年来，对维生素E的延缓衰老、提高免疫功能的研究很多。维生素E的主要功能之一指抗氧化损伤，补充维生素E可减少细胞中脂褐质（俗称老年斑）的形成，并可改变皮肤弹性。缺乏维生素E时机体免疫功能降低。老年人每日膳食维生素E的推荐摄入量为12毫克。当不饱和脂肪酸摄入量增加时，要相应地增加维生素E的摄入量；一般每日摄入1克多不饱合脂肪酸时应摄入0.5毫克的维生素E。目前不少人每日自行口服补充维生素E制剂，虽然维生素E的毒性较小，但每日摄入量最好不要超过300毫克。有证据表明，长期每日摄入维生素E超过600毫克，有可能出现中毒症状，如头疼、视觉模糊和极度疲乏等。

7. 矿物质

（1）锌：有抗氧化功能，可使细胞对氧自由基有较强抵抗力，因此有抗衰老作用。老年人缺锌可表现为味觉异常，暗适应能力下降等。

（2）硒：是一种人体必需的微量元素，在土壤中硒含量低的地区农作物和饮水及人体内硒含量亦低，此地的癌症发病率和死亡率及心脏病、中风及高脂血症等相关疾病皆高。低硒者同时会并发维生素E缺乏症，患癌风险更大。硒能增强维生素E的抗氧化作用。减少自由基的形成，能刺激免疫球蛋白及抗体的形成，增强机体抗病菌能力。人体对硒的生理需要量极微，富含硒的食物有动物内脏、鱼虾、蛋类、大蒜、蘑菇、香蕉和胡萝卜等。

（3）铬：适量的铬可使胰岛素充分发挥作用，并使低密度脂蛋白水平降低，高密度脂蛋白水平升高。

（4）铁：是血红蛋白的主要原料。老年人对铁的吸收利用能力下降和造血功能减退，血红蛋白含量减少，常出现缺铁性贫血。造成贫血的原因除铁摄入量不足外，还可能与蛋白质合成减少，对维生素B_{12}、维生素B_6及叶酸等摄入不足有关。我国对老年人每日铁的膳食推荐摄入量为15毫克。在给贫血者补铁时，应同时补充维生素A，使铁的吸收率明显增加。

（5）钙：是构成人体骨骼的主要元素，老年人缺钙可致骨质疏松症。老年人胃肠道功能降低，胃酸分泌减少，使钙的吸收能力下降；此外，老年人户外活动较少，肾脏功能又降低，致使维生素D合成不足，影响钙的吸收。同时，体力活动的减少又降低了骨骼钙的沉积。老年人体内的钙呈负平衡，骨质疏松和股骨颈骨折比较常见。所以应积极提倡老年人多吃奶类和豆类食品。奶类是钙的最好来源，在特殊情况下，可给以钙补充剂，但含量要有限制，并应在医生指导下进行。中国营养学会对成年人钙的每日推荐量为800毫克，50岁以上的中老年人为1000毫克，可满足老年人的需要。钙的补充不宜过多，以免引起高血钙症、肾结石以及内脏器官不必要的钙化。

老年人的哪些不良饮食习惯需要改变？

在日常生活中，有些司空见惯的习惯和爱好，实际上是不科学的甚至是有害的，需要认真纠正。

1. 不要等到饿了再吃，不要等到渴了再喝：科学家主张"主动原则"，即是说，人们应当主动定时饮水。除三餐外，一般成年人每天需要另外补充1500毫升的水。天热出汗多时，饮水量还要增加。对中老年人来说，这一点尤为重要。而且，不饿也进餐，每日三餐尽量做到定时、定量。

2. 不要过量摄入"流行"的有害食品：经常进食烧煮、熏烤食品会对身体造成不良后果。食品经烧、烤后会产生一些对机体有害的物质，也会损失一些对机体有益的成分。美国一眼科权威人士的研究结果表明，食用烧煮、熏烤太过的蛋白质类食物，如烤羊肉串、烤鱼串等，会造成体内缺钙。另外，若进食过量的糖会导致体内微量元素铬的储存减少。同时，糖是酸性物质，在代谢过程中会大量消耗体内的钙，人们会因为缺钙而引起骨质疏松症。

3.纠正不卫生的饮食习惯：例如，人们错误地认为在饭后马上吃水果，可以帮助消化。其实这种吃法并不科学，因为水果中含有丰富的纤维素、半纤维素、果胶、糖和鞣酸等，它们都

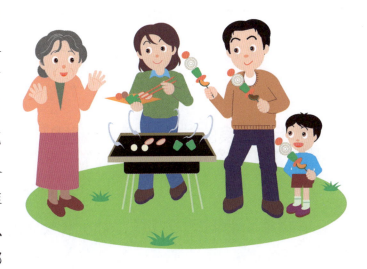

有较强的吸水性，吸水后膨胀，如果饭后立即吃水果，则会增加饭后的饱胀感，影响人体对营养物质的吸收，增加胃肠及胰腺的消化、吸收负担，使人感到不舒服。饭前1小时或饭后2小时吃水果为宜。

我国有些地方的居民有生食习惯，广东、广西的生鱼粥，江南的生吃菱角，以及在餐桌上常常可以看到的醉虾、醉蟹等。味道虽然不错，但是生吃茭白、菱角等容易感染姜片虫病，而吃醉虾、醉蟹可能会引发肝吸虫病和肺吸虫病。因此，专家们建议，海鲜、肉类、菱角、荸荠等都应煮熟后再吃，改变生食的不良习惯。

还有的人错误地认为，醉酒后，喝浓茶有利解酒。其实，醉酒以后喝浓茶，非但不能解酒，反而由于浓茶具有兴奋心脏的作用，因此对健康非常不利。另外，由于醉酒后绝大部分酒精需要在肝脏中转化为乙酸，乙酸再分解成二氧化碳和水，经肾脏排出体外。但是如果醉酒后马上喝浓茶，则浓茶

中的茶碱迅速地对肾脏发挥利尿作用，使得尚未分解的乙醇过早地进入肾脏，从而对肾功能造成损害。

老年人饮食的注意事项有哪些？

随着年龄的增加，老年人的生理机能不断衰退，胃肠的消化吸收功能逐渐减弱，对于食物的要求也越来越高。具体的要求是：

1.营养均衡。老年人所需要的营养物质中，主要包括蛋白质、脂肪、碳水化合物、维生素以及无机盐等。蛋白质是生命的物质基础，是人体所需要的最重要的营养素。老年人摄入足够的蛋白质，能够使身体中各种酶和激素增加，从而增强免疫功能，保护机体免受或少受细菌和病毒的侵害，减少脑中风和胃溃疡等疾病风险。脂肪能为老年人提供必要的热量，磷脂和脂肪酸能促进维生素的吸收与利用，保护老年人的器官组织免受损害。碳水化合物是老年人热量的主要能源，能供应人体的热量，保护人的肝脏，增强解毒功能。维生素是维持人体生理功能，增强身体抵抗力不可缺少的营养素，参与多种酶的活性，推动机体的新陈代谢，保护人的骨骼与视力，增强人的免疫功能。无机盐又称矿物质，可以补充老年人体内微量元素的不足，维持酸碱度的平衡，对老年人的骨质疏松、贫血等疾病具有一定的抑制作用和疗效。如果各类营养物质的比例达不到人体所需的合理平衡，则不但达不到健康长寿的目的,相反还会产生极不利的影响。因此,老年人在饮食方式上要力求科学合理。

2.膳食合理。老年人的饮食要符合老年人的代谢特点,合理安排膳食,在食物的花式品种、质量数量、烹调手法及火候等方面都有特殊要求。具体来说,应该做到:(1)品种上多素少荤。老年人在膳食上应以素食为主,并适当多食些鱼类和奶类食品,以摄取优质蛋白质和多种维生素、纤维素等营养素。要节制食用富含高胆固醇的动物内脏、蛋黄等。(2)质量上应尽量新鲜。老年人每餐都应有新鲜的蔬菜,还应多吃些水果。老年人由于机体免疫力减退,肝脏的解毒功能降低,应忌食一切腐败变质的食物,存在冰箱内的菜肴应加热处理后食用。(3)数量上应有所节制,不可过量食用。人到老年,由于胃肠消化功能降低,如果饮食过量会造成胃肠负担过重,出现嗳气、腹胀、腹泻等症状。而适当节食有助于健康长寿。因此,老年人应根据自己的体质,

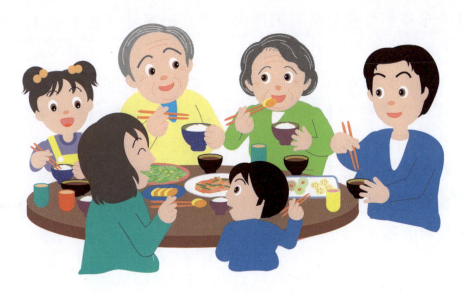

活动量的大小，热能消耗的多少等具体情况，实行少而精，少吃多餐的原则。（4）食物应软烂。老年人大多肾气虚弱，牙齿容易松动无力，甚至脱落。而且还有胃肠蠕动减缓，消化液分泌减少等现象。因此，在饮食上以松软为好，少吃或不吃油炸、火烤类坚硬食品。（5）口味清淡，少吃过咸、过甜、过辣的食物。大量医学研究证明，老年人长期饮食过咸，易患感冒、肾病和心脏病等，而且饮食过咸还会使钠离子在人体内过剩，会引起血管收缩，致使血压升高，造成脑血流障碍。而饮食过甜、过辣，则易引起身体发胖或胃肠道刺激。（6）温度上宜温忌寒。老年人多"火力"不足，每到冬季老年人普遍感觉怕冷，所以说饮食不能过凉。当然也不能过热，因为长期食用过热过烫的食物，可对食管和胃形成机械刺激，有诱发食道癌和胃癌的危险。（7）多喝茶少喝酒。老年人适量饮茶，可补充维生素、叶酸、烟酸等必需的营养物质。老年人饮酒则利少害多，老年人饮酒过多，还会损害智力和加剧痴呆症状。长期酗酒可引发胃和肺的出血和肝硬化，甚至发展为肝癌。

3.饮食场所以家庭为主。饮食的主要场所在家庭，这种饮食方式对于老年人来说好处不少。首先，家庭中数代同堂的温馨气氛，和谐的环境，使老年人在进食过程中精神感到愉快，心理获得满足。其次，长期的共同生活使家庭成员比较了解老年人的饮食习惯和口味，在饮食上能够得到周到的照顾。

老年人在饮食营养方面有哪些不足？

1. 钙摄入量普遍不足。老年人每日钙的需要量是1000~1500毫克。牛奶是钙的最好的来源，每250克牛奶可供应钙300毫克，但我国老年人因种种原因饮牛奶的量不足。主食及大部分荤、素菜和水果中提供的钙都较少，每日只有200~300毫克钙，缺额很大。含钙较丰富的食品有大豆和多种豆制品，还有虾皮、鱼松、海带、食用菌、芝麻酱、苋菜、油菜、蕹菜、芹菜等。

2. 怕胆固醇高就一点肉也不敢吃。70%左右的胆固醇是在人体内合成的，食物中的胆固醇对血脂的影响相对较小，而且胆固醇过低者死亡率会增高，肿瘤发病率也高，故老年人应该适当吃一些含动物脂肪的食物。

3. 药物、保健药和补品吃得过多。正常饮食的老人，除了钙摄入量不足外，一般很少缺乏某种营养素，即使要补充，也应在医生的指导下进行。

为什么说生命在于运动？

没有运动也就没有生命。流水不腐、户枢不蠹，均是由动而致。古希腊学者希波克拉底说："阳光、空气、水和运动，这是生命健康的源泉。"运动为何能增进健康和恢复体

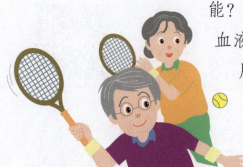

能？因为中强度的运动，可改善心脏血液输出量，降低血压，久之可使心肌更强壮；运动能改善肌肉张力，改善循环功能，使更多的氧气与养料供给全身重要的器官；运动能改善睡眠状态与质量，调节脏腑功能，达到强身健体的综合功能；运动时肾上腺分泌肾上腺素，肾上腺素可刺激肌肉附近的血管，使血管扩张，以容纳更多的血液，相反其他部分的血管收缩，使血压一时性升高，这种短暂的血管调节作用，对血压没有坏处；运动是轻松愉快的，可消除紧张情绪，有益精神放松。

运动对老年人有哪些益处？

体育锻炼对中老年人来说显得尤为重要，与营养一样，适度运动对于中老年人的健康具有同等重要的作用。

运动能健脑益智。人脑活动所需的能量主要来源于糖，而大脑储备的糖极少，人体血液中的血糖达到一定水平时，脑的功能才能正常发挥，记忆力也表现正常状态。当血糖含量降低到一定程度，人就会感到疲劳，思维变得迟钝。运动能促进食欲，而食物是血糖的供给源，因此适度的运动对脑力活动有促进作用。另外，经常运动的人的心脑血管比较有弹性，血液循环更加通畅，可以为大脑组织提供更多的氧气和养料，促进大脑更加有活力，思维更加敏捷。

运动能改善不良情绪。运动可以有效地预防和治疗神经紧张、失眠、烦躁及忧郁等不良情绪，改善由这些不良情绪产生的诸如思维迟钝、注意力不集中和反应慢等问题，可以说，运动是很好的"神经安定剂"，可以使人心理更健康、头脑更聪明。从这个角度讲，脑力劳动者更需要坚持体育锻炼。

运动能防"富贵病"。人们由于缺少运动而导致的静脉曲张、痔疮、高血脂、高血糖、冠心病等"富贵病"越来越多。经常参加体育锻炼，通常能使心脏的肌肉比较发达，收缩力量加强，长期坚持可以改变心脏功能，促进血液循环，使心脏冠状动脉管腔舒展，增加心肌供血，从而降低冠心病、脑中风的风险。而且，经常锻炼可以使心肺、胃肠得到锻炼，提高自身抵抗力，远离疾病。

老年人运动时有哪些注意事项？

1. 一般问题：外出应结伴或有人陪伴同行，既可有说有笑，又能相互关照，有事随时得到照顾。运动场地不宜太远，遇天气变化或其他情况时，便于及时返回。天亮之前不宜到树林里锻炼，未经太阳光照射的树叶会散发出二氧化碳（CO_2），严重时可引起中毒。

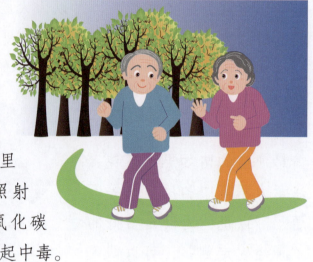

2. 运动量不是越大越好：体育锻炼贵在坚持，重在适度，并不是运动量越大越好。一般锻炼完毕，冬天感觉全身暖和，夏天微微出汗，不觉得心跳太快就可以了。

3. 不可太早锻炼：老年人早上一般起床较早，起床后即外出锻炼，但过早是不可取的。一般来讲，清晨5~8时是脑血管意外发生的危险时间，同时也是心肌梗死、心律紊乱的好发时间，若在此时锻炼，容易发生意外。因此，患有心脑血管疾病的中老年人不宜在这一时段做剧烈运动。

4. 有雾天不宜运动：雾天的空气对人有害，雾是由无数微小水珠组成，雾珠中含有大量的尘埃及微生物等有害物质，锻炼时呼吸量增大，势必吸入肺内的有害物质更多，影响氧气供应，引起胸闷、呼吸困难等反应，严重时可引发鼻炎、肺炎、气管炎、结膜炎等。再是雾天的湿度也大，影响皮肤热量散发，对锻炼也不利。

5. 晨练地点不宜选择树林：很多人喜欢清晨在树林中锻

炼，觉得树林中空气新鲜。实际上，若时间较早，树林在一夜之间排出的二氧化碳还没有排除干净，容易沉积在树林底部，此时锻炼对身体极为不利。如果要在树林中锻炼，可待日出一段时间后进行。

6. 不可空腹锻炼：经研究表明：清晨除血糖偏低外，血液黏滞度也高，再加上冬天气温低使血管收缩等因素，如空腹锻炼，可能因低血糖或心脑血管病而猝死。所以，老年人在运动前应适当进食与饮水。

7. 不可憋尿与忍便锻炼：憋尿可引起全身不适，使交感神经发生暂时性紧张，可使血压上升，这对已患有高血压者是不利的。忍便则产生气体，被吸收后，久之则直肠膨胀，会停止排便反应，这是导致便秘的直接原因。对男性来说，会增加前列腺的不适感；女性如直肠内粪块过多，使肠管过度充盈，会引发子宫前倾或后倾，子宫壁会充血而失去弹性，引发骶骨痛、腰痛、月经不调等。

8. 不可用口呼吸：鼻孔是呼吸道的门户，鼻孔内有很多鼻毛，对空气起过滤作用，空气中的尘埃及微生物得到过滤后，减少气管和肺受尘埃等的伤害。另外，冬天气温低，冷空气进入鼻腔后，经鼻腔的加温，对肺减少了寒凉性刺激。如用口呼吸，大量冷空气直接经呼吸道进入肺内，对气管、支气管、肺产生强烈刺激，必将引起不良后果。不过，在大运动量时，常有口鼻同时用的状况，但绝不可将口张得过大。

9. 冬季锻炼要保暖：寒冷对老年人的影响前面已说过，冷空气对支气管与肺有严重的刺激作用。受凉则咳，这是很多人都有亲身体会的事。故老年人在冬季锻炼时必须注意保暖。开始运动不必立即脱掉外衣，待已感到肌肤微热后，再逐渐脱衣。锻炼结束后，立即用干毛巾揩干汗液，并立即穿上外衣，并做些整理性活动。

老年人在运动中为什么要注意自我监测？

由于国家对运动的倡导，运动场所增加，更加提高了人们对运动价值的认识，并已形成运动之风。老年人为提高生活质量，达到康而寿的目的，也都积极参与到各种运动行列之中，这是一大进步。毛泽东同志在新中国成立初期就发出了号召："发展体育运动，增强人民体质。"如今物质生活提高了，有条件落实伟人的号召了。

老年人机体各个脏器出现不同程度的退行性改变，有些人还患有各种慢性疾病，因而在参加运动时，一定要根据自己的身体情况，选择适合自己的运动项目。运动不要太剧烈，控制好运动量，注意运动效果，以防出现负效

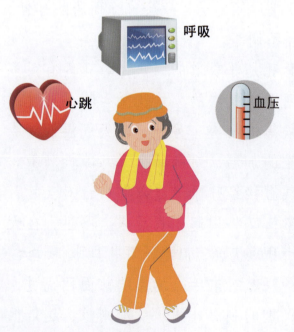

应,反而影响自己的健康。为预防发生意外,做到心中有数,可应根据呼吸频率、心跳次数、疲劳程度、体重、饮食及睡眠状况,进行自我监测,以调整运动量。

如何根据呼吸与心率变化情况控制运动量?

在运动过程中,由于全身需氧量增加,呼吸频率自然会稍快一些,这是适应运动的自我调整,以每分钟的呼吸次数不超过24次为宜,不可过快。如在运动中出现频繁咳嗽、气喘、胸闷,甚至感到呼吸困难时,应减少运动量,或停止运动。

心跳次数可从手腕动脉处测知,也就是中医号脉的地方。心跳的快慢反映心脏负荷。60岁以内的中老年人,在运动中如每分钟脉搏跳动不超过120次,说明运动量适宜;如每分钟达到130~140次,说明运动量过大,应减少运动量,以减轻心脏负担。

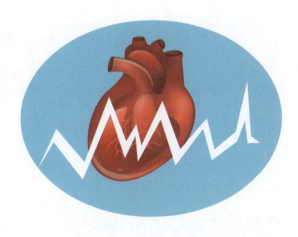

60岁以上的老年人,运动中心跳次数应保持在每分钟不超过110次为宜。如出现脉搏跳动次数减少或心律失常,应立即停止锻炼。

运动后的注意事项有哪些？

1.注意疲劳情况：老年人在开始锻炼阶段，一般会出现轻度疲劳感。但随着锻炼的经常化，适应性增强，疲劳感也逐渐消失。如经过一段时间锻炼后，疲劳不消除，甚至感到困乏愈来愈重，且产生厌倦感，说明运动量过大，可适当调整运动量。

2.注意饮食变化：通过适当运动之后，可增加胃肠消化功能，食欲改善，食量增加。如出现食欲下降，应想到运动项目或运动量是否合适，应及时加以调整。

3.注意睡眠状况：通常运动后都能改善睡眠质量，也就是睡得更熟。如果运动了一段时间之后反而失眠，且有腰腿痛等不适，应想到是否因运动量过大所致，应及时加以调整。

何为最佳运动标准的指标？

最佳运动标准的指标是以最大心率为标准。计算方法是：220减实际年龄，等于最大心率。最大心率乘以70%，是靶心率（THR），在靶心率正常的情况下运动20~30分钟，就达到锻炼目的。每周运动5次即可。

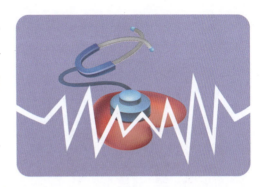

心率不是固定的，有一定波动范围。以60岁为例，其变化如下：

最大心率为220-60=160次/分

靶心率为160×70%=112次/分

实际心率为112×（±10%）=101~123次/分。

老年人通用的运动原则有哪些？

虽同是老年人却有诸多不同。如健康状况、居住环境、经济状况、个人性格、文化素质等情况的差别，很难制定一个统一的运动标准。老年人运动的目的是为了保健，不管采用什么形式，都要符合老年人的通用原则，可归纳为6句话：因地制宜，量力而行，循序渐进，持之以恒，微汗为度，感到轻松。

1. 因地制宜：能到体育场馆参加运动当然更好，如果条件不允许，可根据自己的居住环境条件，在安全，又不影响他人的情况下，充分利用可以利用的条件，照样可以进行运动锻炼。

2. 量力而行：此点对老年人至关重要。不能看到他人玩

老年人健康生活方式

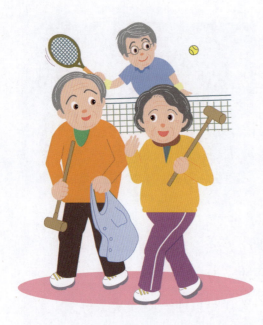

的得心应手且收到良好效果，自己也照搬。如不适合自己的身体素质，自然难以坚持下去，必半途而废，还影响运动积极性。我国传统运动套路很多，有短有长，有简有繁，最短的是"八段锦"，简而易行，包含了全身动作，对身体有保健作用。长的应是"太极拳"，柔中有刚，动中有静，代表了中国运动文化。其实，很多名人、伟人都有自己的健身术。

3. 循序渐进：这是所有运动均须遵守的原则。从生理学、运动学讲，均是由轻量到重量，逐步加大运动量，使机体有个适应过程。一般运动时的心率控制在100~120次/分为宜。

4. 持之以恒：体育健身非一朝一夕之功，短时间看不出效果，故半途而废者多；再就是不可三天打鱼，两天晒网。持之以恒方可有收效。

5. 微汗为度：运动就要产热，产热就要出汗，以散热度。老年人运动不能出大汗，超过自身承受力反而不利健康。在有节奏而轻松的运动中，当感到皮肤湿润时，即有微微汗出时，即可逐渐减少运动量与减缓运动节奏。

6. 感到轻松：在运动结束后，周身有轻松之感，也就达到了最佳效果。

老年人适合什么样的运动？

"慢运动"是适合老年人的运动。因为老年人身体机能慢慢衰退，已不再适合高负荷的运动。经研究，生命的延长不在于超负荷的过激运动，而在于适度、持久的运动。因此，老年人应将运动强度降低，享受"慢运动"。而且，"慢运动"既可以让人不感觉很累，同时又能享受动作舒缓、排解烦恼，收获心灵的宁静和身体的健康，让身体在放松、愉悦的状态下健身，感受另一种境界。当然，"慢运动"并不是提倡懒惰或是拖延时间，而是放慢节奏，在生活中找到平衡。"慢运动"享受的是过程，而不只是目的和结果。其本质是对健康、对生活的珍视，它应该是和缓自由的，通常是一些强度较小、节奏缓慢、适宜长期练习的休闲体育项目。如散步、慢跑、太极拳、跳舞、瑜伽、台球、钓鱼、健身气功等。它们称得上是运动，能消耗一定的体力，促进一部分能量转化。

有氧运动是老年人适宜的运动。有氧运动是指运动时体内代谢以氧代谢为主的运动。有氧运动通过糖原、脂肪分解氧化代谢来供能，这种训练形式，可增强呼吸和心血管功能，提高人体新陈代谢能力，对提升老年人心、肺功能有较大作用。老年人应具备的基本身体素质包括：全身耐力、柔韧性、协调性、力量、平衡能力等。有了这些方面的基本素质，才能安全、有效地适应日常生活，应对意外事故的发生。此外，有氧运动的锻炼，对预防高血压、高血脂、糖尿病、骨质疏松症，提高生活质量、延缓衰老等均有重要作用。散步、大步走、快步走、慢跑、骑自行车、游泳、跳舞、登山、爬楼梯等都是有氧运动，也非常适合老年人。这些运动既能保证锻炼效果，又能保证运动安全，运动强度也容易掌握，感觉不舒服时就可以将强度降下来，感觉轻松时就适当快些，还可以在运动时与同伴交谈，跑走结合，达到很好的健身效果。

进行有氧运动时有哪些注意事项？

1. 有氧运动项目的选择。虽说有氧运动适宜老年人，但因为老年人各自的身体条件不同，因此各自适宜的项目也因人而异。比如，游泳虽然是一项很好的有氧运动，但是骨质疏松患者却不宜多进行。因为在游泳时水的浮力会减轻骨骼的负荷，使骨骼所受刺激变小，不利于骨质疏松的防治；又比如很多老年人都有退行性关节病变，不宜进行登山、爬楼梯等加重关节负担的运动。因此，老年人应先了解自身的情况，再选择合适的运动项目。

2. 有氧运动强度的确定。对于老年人来说，掌握运动的强度极为重要。有研究发现，运动过量者发生心肌梗死的可能性比中等运动量者高2~4倍。老年人应避免因过量运动使四肢血量增加而回心血量减少，引起短暂性脑缺血、血压下降、头晕、恶心等。推荐老年人在运动时进行自我监测：呼吸频率以每分

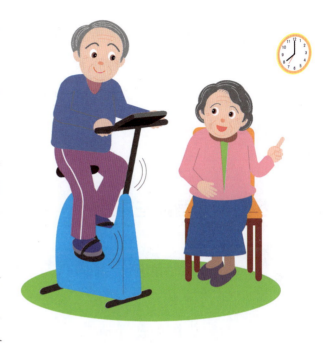

钟不超过24次为宜；运动中以60岁以下不超过每分钟120次、60岁以上不超过每分钟110次、运动后3~5分钟最多不超过10分钟脉搏即恢复正常为宜。而且，一般运动会在初期感觉疲乏，但锻炼经常化一段时间后会感觉疲乏感消失，甚至应感觉身心愉快、精力充沛，若疲乏感不消退，反而有酸痛感，说明运动量过大，应予调整。

3.运动时间的确定。对于大多数老年人来说，一次有氧运动以30~40分钟为宜，经常运动的人可以适当延长锻炼时间，但也不宜超过90分钟。而且锻炼时间最好在下午6~8点之间，每周进行5~6次有氧运动。

4.有氧运动的原则。运动前应注意做热身运动，运动过程中注意自我感觉，掌握运动量和运动强度的指标，如果运动中出现恶心、头晕、胸痛、肌肉疼痛、呼吸短促、脉搏加快、

心脏剧烈跳动、四肢疲劳等现象，说明运动强度太大，需要立即休息，或降低运动强度。运动结束时应进行整理运动。老年人由于体能低和适应能力较慢，因此热身运动和整理时间应适当延长。

散步对身体有哪些好处？

散步可以使大脑皮层的兴奋、抑制、调节过程得到改善，从而起到消除疲劳、放松、镇静、清醒头脑的作用。散步时由于腹部肌肉收缩，呼吸略有加深，隔肌上下运动，对胃部可起到按摩作用，从而增强消化系统功能。散步时呼吸频率加快，呼吸运动加强，肺的通气量增加，可以改善呼吸系统功能。散步同时是一种全身运动，可以活动全身的骨骼、肌肉，从而增强人的代谢功能，强健肌肉，疏通血液，减少患动脉硬化的可能性。对症散步还可达到防治疾病的目的。

如何进行对症散步？

采用散步来健身治病，首先应根据个人不同情况注意环境的选择。比如，肝气郁结、心情不畅的人宜应选择到鸟语花香、环境优美的公园散步；心火较重、心情烦躁者宜到海边、树林散步；患风湿性关节炎或消肿的病人宜到沙地干燥处散步；畏寒者宜在阳光充足的地方散步。

在具体的散步方式及时间的安排上，不同的人也应有所不同：

以散步方式进行锻炼的体弱者，散步可选择在清晨或饭后进行，每天2~3次，每次半个小时。速度以每小时5千米左右为佳，应迈大步，甩胳膊，使全身运动，才能调节全身各器官，促进新陈代谢。

失眠患者可选择在睡前30分钟进行散步锻炼，速度以每分钟80米为宜，时间持续半小时。

糖尿病患者散步最好在饭后进行，以减轻餐后血糖增加，行走时尽量加大步幅，甩开大步，并加大甩腿动作，每次在半小时到1小时为宜。用胰岛素治疗的患者应避免在胰岛素作用的高峰期锻炼，以免引起低血糖。

高血压病患者散步时应挺胸抬头，足中落地时应前脚掌先着地，再脚跟着地，以免引起头部震动，引发头晕等。步速也不宜过快。

冠心病患者散步时间宜在饭后1小时进行，步速不宜过快，以免引起心绞痛，每天2~3次，每次半小时。长期坚持可有效改善心肌功能，减轻血管硬化。

老年人散步的方法有哪些？

散步是一项既简单又有益的运动方式，但也大有讲究，不同的散步法适合不同的老年人。

1. 普通散步法。速度以每分钟60~90步为宜，每次20~30分钟。适合患冠心病、高血压、脑出血后遗症、呼吸系统疾病的老年人。

2. 逍遥散步法。饭后缓步徐行，每次5~10分钟。有益于调节情绪、醒脑养神、增强记忆力。适合大部分老年人。

3. 快速散步法。散步时昂首挺胸、阔步向前，每分钟走90~120步，每次30~40分钟。适合慢性关节炎、胃肠道疾病恢复期的老年患者。

4. 定量散步法。即按照特定的线路、速度和时间，走完规定的路程。散步时，以平坦路面和爬坡攀高交替进行，做到快慢结合。对锻炼老年人的心肺功能大有益处。

5. 摆臂散步法。散步时，两臂随步伐节奏做较大幅度摆动，每分钟60~90步。可增强骨关节和胸腔功能，防治肩周炎、肺气肿、胸闷及老年慢性支气管炎。

6.摩腹散步法。散步时，两手掌旋转按摩腹部，每走一步按摩一周，正反方向交替进行。每分钟40~60步，每次5~10分钟。适合患慢性胃肠疾病、肾病的老年人。

7.倒退散步法。散步时双手叉腰，两膝挺直。先向后退、再向前走各100步，如此反复，以不觉疲劳为宜。可防治老年人腰腿痛、胃肠功能紊乱等症。

老年人散步的注意事项有哪些？

1.要选择好散步地点。人体在运动时，需氧量高。空气清新、草木茂盛的地方含氧量高，对全身有益。

2.不要在坡多的地方散步。因为老年人很容易出现老年性骨关节炎，爬坡或爬楼梯会导致膝关节负荷过重，加重关节磨损。

3.散步前应该让全身放松，适当地活动一下肢体，调匀呼吸，平静而和缓，然后再从容展步，否则便达不到锻炼目的。

4.散步宜从容和缓，不宜匆忙，更不宜琐事充满头脑；步履宜轻松，犹如闲庭信步之态。这样，周身气血方可调和，有解除大脑疲劳，益智养神之功，是其他剧烈运动所不及的。

5.散步宜循序渐进，量力而行，做到形劳而不倦，否则有害身体。

6.散步的速度，分缓步（指步履缓慢，行走稳健，每分钟约60~70步）；快步（指步履速度稍快，每分钟约120步左右）；逍遥步（指散步时且走且停，且快且慢，行走一段距离，停下来稍休息，继而再走。或快步一程，再缓步一段，走走停停、快慢相间）三种。随意走走停停地溜达，不能算散步。

7.散步时要保持正确的姿势，挺胸、抬头、摆臂，有利于全身运动和身体协调。背着手走路不能充分活动身体各部位，如果遇上有石子，坑洼路面，背手走路不能迅速平衡身体，很容易摔倒。也不利于身体放松，因此不能达到最好的运动效果。

8.最关键的一点，是持之以恒，日久天长，散步对身体的好处，方可显现出来，不要中途放弃。

慢跑的益处有哪些？

慢跑是许多老年人喜爱的活动，因为这种锻炼方法简单易行，长期坚持，对增进健康，改善体质，确有效果。

1.慢跑运动，能增强呼吸功能，增加肺活量，提高人体通气和换气能力。一般情况下，老年人吸氧能力较低，而锻炼能提高吸氧能力，进而增强心肺功能。

2. 慢跑运动可使心肌增强、增厚，具有锻炼心脏、保护心脏的作用。老年人易得缺血性心脏病，因冠状动脉堵塞而致心肌缺血，引起心绞痛至心肌梗死。慢跑能加速全身血液循环，促进冠状动脉的侧支循环，明显增加冠状动脉的血液量，改善心肌营养，使得心肌发达，功能提高。从而可以预防各种心脏病，保持良好的心脏功能。

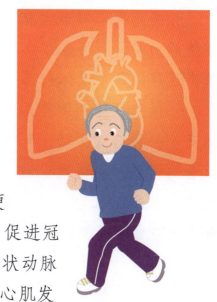

3. 慢跑可使血流增快、血管弹性增强，具有活血祛淤、改善血液循环的作用。跑步是一项全身性运动，能够加速周身血液循环，调整全身血液分布，消除淤血现象。通过下肢运动，推动人体向前移动的同时，有力地驱使静脉血回流心脏，减少下肢静脉和盆腔淤血，预防静脉内血栓形成。

4. 慢跑能促进全身新陈代谢，能改善脂类代谢，可防治血液中脂质过高。冠心病、高血压、动脉硬化等老年性疾病大多与体内脂质代谢有关，慢跑能使体内脂类物质正常代谢，降低胆固醇和甘油三酯的含量，可预防和减少胆固醇等脂质在血管壁上的沉积，从而起到防治冠心病、高血压等老年性疾病的作用。

5.慢跑可以调节大脑皮质的兴奋和抑制,有益提高神经系统的功能,消除脑力劳动的疲劳。预防神经衰弱和糖尿病。跑步还可以调节人体内部平衡,调剂情绪,振作精神。

6.慢跑可控制体重,预防动脉硬化,慢跑运动还可使人体产生一种低频振动,可使血管平滑肌得到锻炼,从而增加血管的张力,能通过振动将血管壁上的沉积物排出,同时又能防止血脂在血管壁上的堆积,这在防治动脉硬化和心脑血管疾病方面有重要的意义。

老年人慢跑有哪些注意事项?

慢跑动作简单,易于掌握,活动全面,运动量易调整,锻炼效果显著,因此,是一般中老年及体弱者喜爱的运动。但老年人在从事慢跑锻炼时,应注意以下几点:

1.跑前检查身体。参加慢跑的老年人要先检查身体,看看自己是否适合跑步。医生认可后,则可积极参加,并长期坚持下去。

2.慢跑前先做准备活动,如徒手体操、太极拳或先走一段再逐步过渡到慢跑,保证机体各器官功能的协调。慢跑正确姿势是两眼平视前方，两手微握拳，上臂和前臂弯曲成90度左右，两臂自然前后摆动，上身略向前倾，尽量放松全身肌肉，两脚落地要轻，宜前脚掌先着地，得到脚弓缓部，防止身体受到震动。慢跑时最好用鼻呼吸，做到深、长、细、缓，呼吸频率与步伐协调，一般是两步一吸，两步一呼或三步一吸，三步一呼。刚参加慢跑锻炼或体质较差的老年人，开始可采取慢跑与走路交替进行，然后再逐渐增加慢跑距离，切忌急于求成，运动量过大。每周可跑5~6次，每次15~30分钟，运动量可用心率计算，一般不应超过170-年龄数。慢跑即将结束时要逐渐减慢速度，使生理活动和缓下来，不可突然停止。

3. 跑的距离和速度要适当。体弱的老年人要先进行短距离慢跑，从50米开始，逐渐增至100米、200米，以至更长距离；速度一般为30~40秒跑100米（运动量与快走相似）。体力稍好的可跑长些，从300米或500米开始，然后根据体力逐渐增加，直到3000米至5000米。心肺功能稍差的，可走跑交替，一般是慢跑30秒，步行60秒。这样反复进行20次约30分钟。

4. 慢跑锻炼要掌握合适的心率。可用"170-年龄＝最高心率"的公式来掌握，跑完后测出的脉搏应低于最高心率。一般60岁的人跑完的合适心率为96~112次/分；65岁为93~109次/分；70岁为90~150次/分；80岁为84~98次/分。

5. 跑时呼吸要自然均匀，顺畅自如，深长而不憋气。与跑的步子节奏协调，若出现上气不接下气，说明跑速过快身体不适应,应减速调整呼吸。跑后注意勿受凉,避免在穿堂风处休息。

6.锻炼后应有良好感觉,吃得香,睡得好。若感到疲乏无力,心绪不快,食欲不振,睡得不好,应减小运动量或去医院检查。

7.老年人慢跑要注意的问题包括跑步中的注意事项:若出现胸闷、胸痛、心悸、头昏眼花等不适感时,应立即停止跑步,就地休息,以防意外,并请医生检查。

哪些老年人不适宜慢跑?

虽然慢跑作为一项有氧运动,深得中老年人的喜爱,但慢跑锻炼并非适用于每个老年人,有下列情况者不应进行,以免发生危险。

1.冠心病不稳定型心绞痛者;半年内发生过心肌梗死者;心肌梗死虽已超过半年,但仍伴有严重心律失常或心功能不全者。

2.严重高血压,经药物治疗后血压仍在180/130毫米汞柱以上者。

3. 心脏病伴心功能不全者。

4. 慢性支气管炎伴明显肺气肿、肺心病者。

5. 急性传染病、高热、体质严重衰弱者。

6. 有严重癫痫、精神病者。

老年人打太极拳有哪些益处？

太极拳是我国传统的健身运动项目，具有健身和延年益寿的功效，对防治慢性疾病有较好的效果，是非常适合于老年人的一种锻炼项目。

1. 消除压力，调节心理，改变人的精神状态。打太极拳时要求"心静用意，心无杂念"，注意力高度集中。眼随手转，步随身换，动作圆润、连贯、稳健、协调，动中取静，

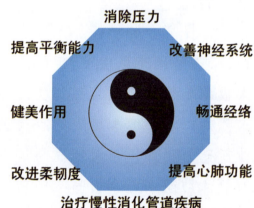

有利于大脑的休息。加上太极拳本身又要求刚柔并重，呼吸调协，各器官的获氧量相对提高，故练后使人顿感轻快，压力尽消，情绪稳定平伏，从而改善人的精神状态。

2. 改善神经系统。神经系统的作用是调节全身各器官功能活动、保持人体内部的完整统一，以适应外部环境的变化需要。太极拳通过意念和呼吸与动作配合，要求练习者要记

忆动作名称、要求、虚实变化，并与意识相结合，因此可以促进大脑神经细胞的功能完善，使人体神经系统兴奋和抑制过程得到协调，对精神创伤、神经类疾病，如神经衰弱、失眠、高血压等有较好的防治作用。

3. 畅通经络、血管、淋巴及循环系统。练习一套太极拳需要持续较长时间（连打四次二十四式太极拳约需时二十多分钟）。若干时间后，会察觉有指尖发麻、关节微响、针刺、腹鸣等感觉，这是经络畅通的反应。透过搂、拗、屈膝、绞转等运动，动脉血管得到适量挤压及放松，能使血液加速运行，增加氧气的供应，也促进了淋巴系统的新陈代谢，增强个人抵抗力。

4. 提高心肺功能。太极拳动作舒展缓慢，使全身肌肉放松，心脏得到充足供血，但又不会加快心率，加重心脏的负担；太极拳要保持呼吸自然沉实，透过深、长、细、缓、匀的腹式呼吸方法，增加胸腔的容气量及吸氧呼碳的次数，确保气体能充分交换，相对地提高了各器官的获氧量。因此，这种有氧活动能训练及提高心肺功能，对心脏病、肺部疾病有防治作用。

5. 治疗慢性消化管道疾病。因练拳时各关节、肌肉、骨骼会相互牵引、绞缠、挤压和舒张，内脏又因腹式呼吸（腹实胸实）而产生自我按摩的作用；加之横膈膜的上下升降幅度增大，对肠的蠕动有正面的刺激作用，肠胃得到蠕动锻炼，增强了消化和排泄机能；而练拳时的舌顶上颚，唇齿轻闭能增加唾液的分泌，也提高了消化功能。所以经常练习太极拳，对胃病、便秘、痔疮等有防治作用。

6.改进柔韧度、肌力及肌耐力，延缓肌力衰退，保持和改善关节运动的灵活性。太极拳多以慢速走圆及弧，配以屈腿半蹲式运动，加上重心交替变换，运行动作又多搂、拗、绞转，使各肌肉的肌力及肌耐力得以提高；再配合多方向及大幅度的活动如下势、蹬脚等，能改善各关节的柔韧度。

7.提高人的平衡能力，防止骨质疏松。老年人常见的意外事故之一就是因为他们的骨骼钙质减少，骨质疏松而致摔倒、骨折。练习太极拳时，常常一条腿支撑了全身的重量，腿部受力增加，骨质的含钙量也会增加，骨骼就变得很坚固了。而且，太极拳中有一部分动作专门练习平衡能力，可以使练习者的平衡能力得到充分锻炼。所以经常练习太极拳的人不容易摔跤和骨折。

8.具有健美作用。太极拳的顶悬、沉肩坠肘、含胸拔背、松腹开胯、敛臀等身法要求，加上在练习时的腰部旋转，使练习者的全身肌肉得到充分锻炼，保持良好的体型。

练太极拳的地点与时间选择有哪些需要注意的?

练太极拳最好选在地面平坦、环境幽静、空气新鲜的室外或室内进行。最好在清晨或傍晚锻炼，清晨练拳可使身体各器官活动起来，为工作和生活做好准备；傍晚练拳有助

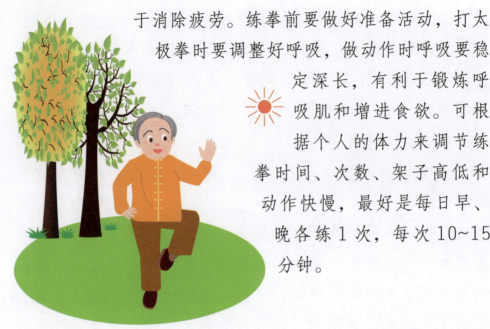

于消除疲劳。练拳前要做好准备活动,打太极拳时要调整好呼吸,做动作时呼吸要稳定深长,有利于锻炼呼吸肌和增进食欲。可根据个人的体力来调节练拳时间、次数、架子高低和动作快慢,最好是每日早、晚各练1次,每次10~15分钟。

二十四式简化太极拳的练习要点有哪些?

太极拳的流派较多,初学者以练国家体委公布的"简化太极拳"为佳,简便易学,效果较好。其练习要点是:

1. 心静体松。所谓"心静",就是在练习太极拳时,思想上应排除一切杂念,不受外界干扰;所谓"体松",不是全身松懈疲塌,而是指在练拳时在保持身体姿势正确的基础上,有意识地让全身关节、肌肉以及内脏等达到最大限度的放松状态。

2. 圆活连贯。"心静体松"是对太极拳练习的基本要求。而是否做到"圆活连贯"才是衡量一个人功夫深浅的主要依据。太极拳练习所要求的"连贯"是指多方面的。其一是指肢体的连贯，即所谓的"节节贯穿"。肢体的连贯是以腰为枢纽的。在动作转换过程中，要求：对下肢，是以腰带跨，以跨带膝，以膝带足；对上肢，是以腰带背，以背带肩，以肩带肘，再以肘带手。其二是动作与动作之间的衔接，即"势势相连"——前一动作的结束就是下一个动作的开始，势势之间没有间断和停顿。而"圆活"是在连贯基础上的进一步要求，意指活顺、自然。

3. 虚实分明。要做到"运动如抽丝，迈步似猫行"，首先要注意虚实变换要适当，肢体各部在运动中没有丝毫不稳定的现象。若不能维持平衡稳定，就根本谈不上什么"迈步如猫行"了。一般来说，下肢以主要支撑体重的腿为实，辅助支撑或移动换步的腿为虚；上肢以体现动作主要内容的手臂为实，辅助配合的手臂为虚。总之虚实不但要互相渗透，还需在意识指导下灵活变化。

4. 呼吸自然。太极拳练习的呼吸方法有自然呼吸、腹式顺呼吸、腹式逆呼吸和拳势呼吸。以上几种呼吸方法，不论采用哪一种，都应自然、匀细，徐徐吞吐，要与动作自然配合。初学者应采用自然呼吸。

游泳有哪些益处？

游泳对人的新陈代谢、体温调节、心血管系统、呼吸系统都有积极的作用。特别是对那些有关节疾病，不便参加慢跑、登山等运动的老年人来说，游泳更是一个合适的项目。

老年人水中健身在欧美一些国家开展得非常普遍，人们称之为"水中疗法"。对老年人来说，游泳是一种最为合适的运动。因为水的浮力作用，使人在水中的重量只相当于自己体重的10%，因此老年人不需要用多大的力，就可以在水中运动。老年人游泳有下列好处：

1. 有助于全身的血液循环，增强心肌功能。人在水中皮肤受冷刺激，血管急剧收缩，使大量外周血液进入心脏和人体深部组织，使内脏器官的血管扩张。从水中上岸时，皮肤血管又随之扩张，大量血液又从内脏流到表皮来，这一张一缩，可以增强血管弹性，使冠状动脉血流量增大。游泳时，各器官都参与其中，耗能多，血液循环也随之加快，以供给运动器官更多的营养物质。血液速度的加快，会增加心脏的负荷，使其跳动频率加快，收缩强而有力。长期游泳会有明显的心脏运动性增大，收缩有力，

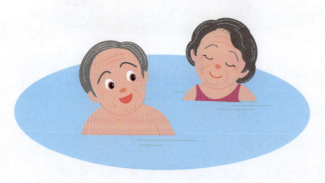

血管壁厚度增加，弹性加大，每搏输出血量增加，锻炼出一颗强而有力的心脏。游泳还能使血液里脂肪酶增加，加速胆固醇的分解，从而降低血管管壁沉积物的积存，对防止或减轻老年人的动脉硬化和心血管病有良好作用。

2.可以增加呼吸深度并加强呼吸器官机能。由于水密度比空气密度大800多倍，人在游泳时要承受很大压力。据测定：游泳时人的胸部要受到12~15千克的压力，加上冷水刺激肌肉紧缩，呼吸感到困难，迫使人用力呼吸，加大呼吸深度，这样吸入的氧气量才能满足机体的需求。长期坚持，可以使人呼吸肌发达，胸围增大，肺活量增加，从而增强对外来刺激的适应能力，减少疾病的发生。对老年人来说可以延缓呼吸器官机能的减退，有助于预防和治疗慢性支气管炎。

3.有助于增强抵抗力，防治慢性病。游泳池的水温常为26℃到28℃，在水中浸泡散热快，耗能大。为尽快补充身体散发的热量，以供冷热平衡的需要，神经系统会快速做出反应，使人体新陈代谢加快，增强人体对外界的适应能力，抵御寒冷。经常参加冬泳的人，由于体温调节功能改善，就不容易伤风感冒，还能提高人体内分泌功能，使脑垂体功能增加，从而提高对疾病的抵抗力和免疫力。人到中年后容易患某些疾病，如胃病、十二指肠溃疡、冠心病、高胆固醇症、类风湿关节炎、骨质增生、支气管炎和肿瘤，等等。这些疾病的产生与人体的免疫功能下降有着密切的关系，而常年坚持游泳或冷水游泳（冬泳）是提高人体免疫力的有效良方之一。近些年来，医学界把游泳作为一种医治慢性病的手段，用来治疗肺气肿、冠心病、高血压、神经衰弱等症，有显著成效。

4.有助于预防骨质疏松、骨关节病等。人进入50岁以后，由于缺少运动，容易产生骨质疏松。老年人一半以上有骨关节病，尤其是骨关节炎、腰椎劳损等。而游泳可以使全身骨骼都处于积极的活动状态，促进血液中的钙进入骨头，从而预防骨质疏松。游泳还能促进关节腔分泌润滑液，减少活动时骨头之间的摩擦。润滑液又能给软骨提供营养，减缓其衰老。游泳可以让骨骼肌更加有弹性，从而更好地保护骨头，降低老年人骨折的风险。

老年人游泳的注意事项有哪些？

游泳作为一项健身运动，非常适合于老年人。但由于老年人抵抗力较弱，又常患有一些心脑血管疾病，所以在进行游泳锻炼时，应注意以下几方面问题：

1.要进行严格体检。由于游泳与其他体育项目不同，是在平时不习惯的环境中活动，水的物理特性对人体有较大影响，加之游泳时体力消耗较大，对心肺功能要求较高。因此，老年人在参加游泳时，必须经过医生检查身体，应征求医生的意见来制定运动方案。

2.开始阶段，最好有人陪伴或保护。

3.要做好准备活动。老年人对水温调节能力和身体的协调性较差，适当的准备活动不仅能使老年人把比较僵硬的肌肉、韧带和关节活动开，还能提高神经的兴奋性，增强心血管系统及呼吸系统的适应能力。可以在陆地上做几节操，使身体

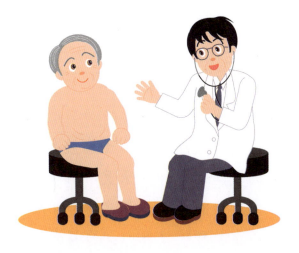

各器官有所准备，特别是四肢和各关节要活动好，使身体感到微有暖意即可。下水时不要一下子跳入水中，可先用水拍打胸前背后，再缓慢入水。入水后不要马上剧烈游泳，应先在水中站立或行走，以适应水中环境。

4.水温不能太低。大多数老年人的心血管调节功能较差，如果水温太低（18℃以下），皮肤突然受到冷水的刺激，血管剧烈收缩会使血压升高，加重心脏的负担，甚至引起意外。老年人不要在水中逗留过久，因为水的传热较快，而老年人的产热功能较弱，使得身体产热和散热不平衡，影响老年人的体温调节功能。因此，老年人在水中慢走、慢游十至十五分钟，可上岸休息一会儿，晒晒太阳，走动走动，使身体暖和后再下水。

5.在水中游泳时一定要量力而行，适可而止。以慢游放松为主，切忌要求速度。游泳时不要憋气和过猛用力，以免增加肺部压力，加重心脏负担，对身体不利。

哪些老年人不适宜游泳?

1. 肺气肿、肺功能不全患者:这种病人有呼吸功能障碍,而水的强大压力作用于胸腔和腹腔,妨碍了胸廓的扩张和横膈的下降,会加重呼吸困难和缺氧,导致头晕、眼花等。

2. 癫痫患者:在游泳时如果癫痫发作,极易抽筋、昏迷,失去自救和呼吸能力,容易发生事故。

3. 心脏病患者:游泳会增加心脏的负担,对患有心脏病的人来说,容易发生心律不齐、心力衰竭。

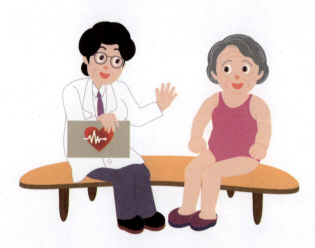

4. 有传染性疾病的患者:如患肝炎、传染性皮肤病、红眼病、严重沙眼、严重脚癣等疾病的患者,在彻底治愈前,不可下水游泳。因为这些病有传染性,游泳时可将病菌散播到水中传染别人。

5. 游泳可使病情加重的人:如患有肾炎、支气管哮喘、急慢性中耳炎、鼓膜穿孔等病,因患者抵抗力弱,游泳活动量大,又在冷水环境中进行,容易使病情加重。

6. 由内耳病变引起耳聋、眩晕的患者:内耳不但是听觉器官,而且也是身体的平衡器官。此类患者不但学不会游泳,而且容易发生危险。

7.对寒冷过敏的人：这些人下水后受到冷的刺激会产生过敏，皮肤发红、发痒，严重时会出现头昏、眼花、心悸、气急甚至昏迷，以致发生意外。

为什么说睡眠要充足？

对人类来说，睡眠就像吃饭一样，是维持人体正常生活和工作必不可少的生理过程。睡眠如同空气、阳光和水一样重要，是生命不可缺少的要素。睡眠可以保护大脑，消除疲劳，促进生长激素分泌，增强机体免疫力，延缓衰老。从新陈代谢角度看，人白天从事各种活动，以分解代谢为主；夜间睡眠，以合成代谢为主，合成代谢可为人体储备能量。因此，睡眠可以消除疲劳、补充能量，良好的睡眠，是健康长寿的基本条件。"不会休息的人就不会工作"，优质睡眠是最好的休息。

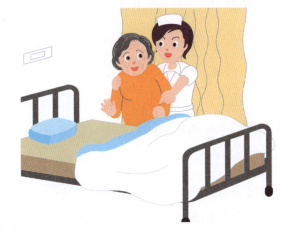

睡眠除了能消除疲劳外，还和人的认知等大脑皮层高级活动密切相关：人在睡眠时，大脑皮层仍有许多部分处于活动状态，通过这些活动，对白天获得的各种信息进行分析加工和整理，这个过程是主动的，与计算机进行磁盘整理以提高运

算速度有相似之处。

除此之外，睡眠还能使人产生新的活力，提高免疫力及抗病力。如果长期睡眠不足，必将降低免疫功能，必须加以调治。患病者没有充足的睡眠，即便病情已被控制，康复期也会延长。所以保证充足的睡眠与其他治疗一样重要，睡眠好可提高其治疗的效果。但是贪睡眠，放弃运动，对老年人健康也是不利的。过多的睡眠会加速身体各器官的功能退化，降低适应能力，使抵抗力下降，引发各种疾病。

良好的睡眠需要哪些条件？

要想有良好的睡眠，需要具备许多客观的条件。除物质外，更重要的是睡眠常识，或者说睡眠学。诸如居住环境、卧室条件、卧具选择、卧前心态、睡前调适、睡眠姿势、克服不良习惯、起身前的预备活动等，都是不可缺少的条件。尤其对老年人更为重要。

1. 居住环境：居住环境要安静，无污染源。在噪音中是影响入睡的，异味、异气均有害健康。老年人最好居住在园林区或靠近田园风光的处所。古人的告老还乡、解甲归田制度是可取的。回归自然，更有益于身心健康。

2. 卧室条件要求：

（1）空气要清新。

（2）不可有异常气味，如过于芳香，则易引起兴奋。

（3）卧室灯光宜弱，开关装在较低处，闭目就可关灯。

（4）睡前宜适当通风换气，不可门窗整夜全闭或大开。

（5）老年人的卧室陈设力求简明，更不宜安装过多电器等。

3.卧具的选择：对卧具的选择主要是床与枕头。

（1）床应是木质，以杉木板为好，上面垫上棕垫，透气好且冬暖夏凉，既平坦又不凹陷，可谓硬而不板，尤适于腰背痛者。

（2）枕头要宽窄适度，软硬适中。过高过低均影响大脑供血，不可只将枕骨着枕，使项部悬空，这样容易窝脖子，久之易造成颈椎病。

（3）被褥应随四季而增减。

4.睡前清心及调适：

（1）睡前清心，即指不要带着问题睡觉。明天要办的事先放一下，消除牵挂，可坦然入寐；如要外出怕晚点，可定好闹钟；上床后不要看书报，更不宜想刺激性强的事情。

（2）睡前调适主要有两方面。首先是晚饭不宜吃得太饱，不可进食有刺激性饮料，亦不宜食了即睡。其次，睡前可适当地散步，用温水泡脚，使静脉回流加快，也可消除下肢疲劳，有利于进入良好睡眠状态。

5.睡眠姿势要求：合理的睡眠姿势要符合生理要求，才有益于健康。

（1）对终日屈背伏案工作者，以仰卧为宜，这样可使人脊椎得以伸展平衡。

（2）对多数人来说，以"卧佛式"为宜，即向右侧卧，右下肢伸直，左下肢屈成45度压在右腿上，右上肢屈肘与接近枕边，左上肢伸直，复叠在左下肢上，头与躯干微向前倾。这种睡姿有益于肌肉放松，可迅速消除疲劳，又可使胃中食物顺利地进入十二指肠，也可避免心脏受肺脏挤压，尤有益于胆结石患者。

（3）中间睡醒后，可翻身调换姿势，但不可俯卧。

怎样才能有高质量的睡眠？

各人需要睡眠的时间随年龄和工作情况的不同而异。一般来说，随年龄的增长而逐渐减少，老年人一天的睡眠时间为6~8小时。在时间的分配上一般是夜间5~6小时，早睡早起；中午1~1.5小时为佳。要想获得高质量的睡眠，老年人应注意以下几点：

1.睡眠姿势有讲究。不要俯睡，以免心脏受到压迫，同时呼吸也会感觉困难，吸氧相对减少；不宜向左侧睡，向左侧睡会压迫心脏和胃部，使胃内食物不能顺利进入小肠，不利于食物的消化和吸收；应身体呈弓形向右侧较为适宜。这样不但可使全身肌肉放松，而且心、肺、肝、胃肠都处于自然状态，不会受到压迫。

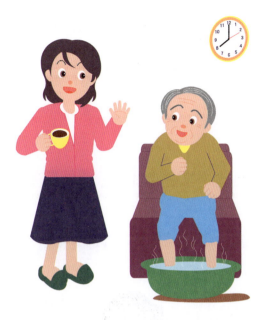

2. 枕头高低要适中。枕头过高，会使颈部过分向前，使向大脑运输血液的血管受到压迫，引起头晕、头胀等不适；枕头过低，会使颈部后屈过大，同样也会引起不适，因此枕头的高低要适中，老年人可以通过尝试找到自己最适宜的高度。

3. 饭后睡前少喝水、少喝兴奋类饮品。老年人肾功能随年龄的增长而有所减退，尤其是男性老年人还常伴有前列腺肥大症。尿短、尿频现象非常常见，这样不但影响睡眠，而且起夜时因精神恍惚、光线暗淡容易跌倒，造成意外伤害。此外，浓茶、咖啡等含有茶碱、咖啡因等能使人兴奋的成分，睡前喝不易入睡，应尽量不喝。

4. 晚饭不宜过饱。晚餐过饱易使人发胖，也易诱发糖尿病和动脉硬化。饱胀的胃及十二指肠会使横膈抬高，影响心肺功能，也会影响睡眠。

5. 睡前泡脚。睡前泡脚10~20分钟，这样既可以清洁皮肤、预防皮肤感染，又可使双脚足部血管慢慢扩张，促使末梢血液循环，同时也可使全身感到暖和、舒服，起到催眠作用。

哪些不良的睡眠习惯是需要克服的？

最常见的不良睡眠习惯有两种：

1.蒙头掩面睡觉：这种习惯首先是不卫生，自己呼出的二氧化碳，又被自己吸回来，如有肠胀气而排出气体，也会被自己回收吸入，这是很不卫生的。老年人更不宜掩面而卧。因呼吸功能已经减弱，如此更影响吐故纳新。

2.睡眠时张口呼吸：睡眠时张口呼吸，晨起会感到舌干口燥，并易引发咽炎与扁桃体炎。睡眠时应注意自然闭口，以鼻呼吸。鼻腔既能调节气温，又可过滤空气中的尘埃等。

午睡真的重要吗?

午睡是睡眠的次要高峰(第二个高峰),也是对睡眠不足的次补充。对夜生活者来说,此时也难以得到这一补偿。

午睡的重要性,通过动物实验也得到证实。德国科学家,曾对各种哺乳动物及幼儿进行过实验研究,结果表明:每天14~16时(即下午2~4时)是人体温度曲线的极限区,如在此时睡30分钟,其效果不亚于夜间长时间的睡眠。相反,长期不午睡者,不仅影响健康,还可因精力涣散易发生事故。说明午睡也是人体正常生理活动之一。

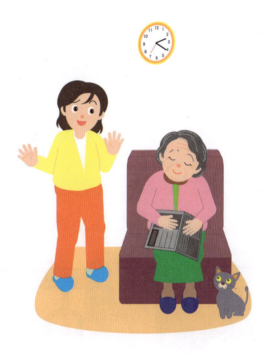

另外,有些人上床不能入睡,但坐着可入睡,通常叫作"打盹儿",这种睡眠时间虽不长,但对身体是有益的,但很多家人常常叫醒打盹儿的人,中断了打盹儿者的睡眠,使他感到很不舒服,故对打盹儿者不要叫醒。再有闭目养神者,似睡非睡,也是一种休息方法。

午睡的注意事项有哪些?

午睡不但可以增强体力、消除疲劳、提高午后的工作效率,同时还具有增强机体防护功能的作用。但是午睡还有很多讲究,只有合理的午睡方法才能达到最好的效果。

一是饭后不要急着午睡。很多人习惯午饭后就睡,而这时胃刚被食物充满,消化系统还处于工作状态,这时候午睡容易影响消化功能。而且这时大量的血液流向胃,血压下降,大脑供氧及营养明显下降,马上入睡会引起大脑供血不足。所以,午睡前最好活动10分钟,以便食物消化。

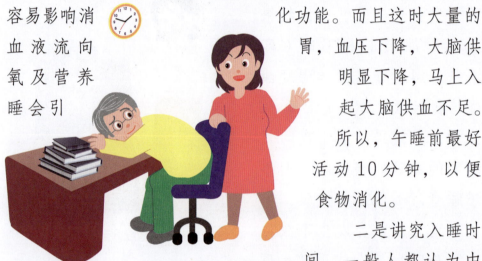

二是讲究入睡时间。一般人都认为中午只要睡了,就能达到效果。然而专家分析,人们最容易入睡的时间是在早上起床后8小时或是晚上睡觉前8小时,也就是中午1点钟左右。这个时候人的警觉处于自然下降期,此时午睡身体会得到很好的休息。

三是午餐要注意。睡前不要吃太油腻的东西,也不要吃得太饱,因为油腻会增加血液黏稠度,加大冠状动脉病变可能,过饱会加重胃消化负担。另外,睡醒之后可以喝杯水,以补充血容量,稀释血液黏稠度，然后可以进行一些散步类的轻度活动。

四是午睡不宜时间太长。专家认为，健康的午睡以15~30分钟最恰当，最长不要超过1小时。如果时间太短达不到休息的效果；时间太长，醒来后又会感到轻微的头痛和全身无力，而且也不容易醒。还不如延长到1~1.5小时，进行一个完整的睡眠周期。

五是午睡要睡得舒服，不要趴着睡。虽然午睡时间很短，但还是应该注意姿势，最好是舒舒服服地躺下，平卧或侧卧，最好是头高脚低、向右侧卧。不要伏案而睡，伏案睡觉会减少头部供血，让人睡醒后出现头晕、眼花、乏力等一系列大脑缺血缺氧的症状。同时，趴在桌上会压迫胸部，影响血液循环和神经传导。

六是醒后慢起身。午睡醒来后，不宜马上站起身，应慢慢坐起来，活动活动，然后慢慢站起，先喝杯水，以补充血容量，稀释血液黏稠度，然后可以进行一些散步类的轻度活动。

不适宜午睡的有哪些人？

午睡可以解除疲劳，提高工作效率，这是大家公认的。但是，所有人都需要午睡吗？医学专家介绍说，一般新生儿、睡眠不足或从事脑力劳动的人以及学生都应该午睡，午睡对脑力恢复很有帮助。此外，重体力劳动者或从事高温作业的人，尤其需要午睡，午睡对预防高温中暑有很大作用。但午睡也并非人人需要，有些人很注重晚上休息，不习惯午睡，这对健康也没有什么影响。

从身体角度讲，有三种人不太适合午睡：一是65岁以上或肥胖（体重超标20%）的人，午睡会增加血液黏稠度，容易引起血管堵塞；二是血压很低的人，因为午睡时血压会相对降低，因此对于血压很低的人来说，午睡反而不是什么好事情，会使呼吸更加困难；三是血液循环系统有严重障碍，特别是那些由于脑血管变窄而经常头晕的人，也不适合午睡。因为午饭后大脑的血液会流向胃部，血压降低，大脑供氧量减少，如果这些人在这时午睡，很容易因大脑局部供血不足而发生中风。除此之外，被失眠困扰的人，也不宜午睡以免加重失眠。

老年人春季养生保健应注意些什么？

1.要调整睡眠时间。冬天刚刚过去，身体存在着一定的适应过程，尤其是春季容易出现"春困"的现象，人会感觉疲惫，而且感觉怎么睡都睡不够，这时要注意调整自己的睡眠时间。中医认为"久卧伤气"，因为久卧会造成新陈代谢下降，营养障碍，气血运行不畅，经脉僵硬不舒，身体亏损虚弱。因此，老年人在春天晚上睡眠时间不能太长，保证8个小时就可以了，午睡1小时左右。

2. 要注意保暖。进入春季之后，气候变暖了，但是老年人体质较弱，不能急于减衣，要注意保暖，预防感冒。

3. 要科学膳食。春天万物复苏，人体需要的一些营养物质也会增加，保证老年人身体有足够的热量是十分重要的。春季，老年人在饮食方面要注意以下几点：保证热量，同时适当减少食量；粗细搭配，不能偏细、偏食，可多食小米、玉米、红薯等；蛋白质宜"精"，脂肪宜少，可吃含高蛋白的食品，如豆类、鱼类、禽蛋、瘦肉等；要控制食盐摄入量。宜选甘、温、清可口之品，忌油腻、酸涩、生冷之物，多食蔬菜、水果等。

4. 尽量少去人群密集处。春天是呼吸道传染病的多发季节，老年人免疫力差，易感染。在疾病流行期间，老年人尽量不要频繁出入商场、影剧院等人多的公共场所，若一定要去可戴口罩前往。

5. 忌门窗紧闭不透风。春天各种细菌、病毒等开始大量繁殖。如果长时间门窗紧闭，或空气流通不好，很容易导致感冒流行、传染性疾病高发。

老年人夏季养生保健应注意些什么？

夏季是一年中气温最高的季节，人体的新陈代谢旺盛，很多人在炎热的夏季常常出现全身乏力、食欲不振、容易出汗、头晕、心烦、昏昏欲睡等症状，甚至被中暑、呕吐、腹痛、腹泻等疾病所困扰。在夏季，人的心神易受到扰动，出现心神不宁，因此，要格外重视精神的调养，加强对心脏的保养，保持神清气和、心情愉快的状态。立夏后易气虚血热，消化功能下降，在饮食上需注意收发，对应节气而食用。此外，夏天气温高，能量消耗大，营养物质随汗液丢失多，尤其是老年人，易感染疾病，损害健康。

1.应按时起居。夏季日长夜短，气温高，人体新陈代谢旺盛，消耗也大，容易疲劳。因此，夏季保持充足的睡眠对于促进身体健康具有重要的意义。为了保证充足的睡眠，首先应做到起居有律，切记不能在楼道、屋檐下或通风口的阴凉处久坐、久卧、久睡，更不宜久用电风扇，因夏令暑热外蒸，汗液大泄，毛孔大开，易受风寒侵袭，吹的时间过久可能会引起头痛、腰肌劳损、面部麻痹或肌肉酸痛等。中医认为"夏气与心气相通"，立夏养生要注意早睡早起，重视"静养"，避免运动过后大汗淋漓，出"汗"易伤阳。

中午最好要午睡。正午1点到3点气温最高，人容易出汗，午饭后，消化道的血供增多，大脑血液供应相对减少，加之夏季天亮得早，人们起得早，而晚上相对睡得晚，易造成睡眠不足，所以要增加午休。午睡时间要因人而异，一般以半小时到1小时为宜，时间过长让人感觉没有精神。睡觉时不要贪凉，避免在风口处睡觉，以防着凉受风生病。

2.合理调节饮食、补脾护心。立夏饮食原则是"春夏养阳"，养阳重在养心，可多吃豆制品、鸡蛋等，既能补充营养，又起到强心的作用。夏季应吃清淡易消化的食物，少吃油腻或煎炸的食品。其中蛋白质的摄入量要充足，最好吃些含蛋白较高的食物，如蛋、奶及豆制品等。平时多吃蔬菜、水果及粗粮，可增加纤维素、维生素B、维生素C的供给，能起到预防动脉硬化的作用。多喝水、少喝饮料。夏天因出汗多，身体失去大量的水和盐分，会导致血液黏稠，影响血液循环，特别是高血压、脑血管硬化的老年患者易形成血栓。因此应注意少量多次饮水，绝不能等到口渴时再喝。但也不要过多地喝冷饮或多食冰淇淋之类的食品。不宜用饮料代替水，汽水、果汁、可乐等饮料中，含有较多的糖及电解质，这些物质会对胃产生不良刺激，影响消化和食欲。由于早上人体血液浓度非常高，容易形成血栓，所以早上起床后第一件事就应该喝一杯水。一天水分的补充和保持也是很重要的，保持体内足够的水分可以清洗肠道，预防上火。蔬菜中的水分，是经过多层生物膜过滤的天然、洁净、营养且具有生物活性的水。瓜类蔬菜含水量都在90%以上。所有瓜类蔬菜都具有降低血压、保护血管的作用。

"绿灯"食物：

多吃苦味食物：苦味食物中所含的生物碱具有消暑清热、促进血液循环、舒张血管等药理作用。三伏天里吃些苦瓜、苦菜，或者饮用啤酒、茶水、咖啡、可可等苦味饮料，不但能清除人内心的烦恼、提神醒脑，而且可以增进食欲、健脾利胃。

注意补充维生素：高温季节，人体新陈代谢加快，容易缺乏各种维生素。此时，可以选择性地定量补充一些维生素，最好是食补，可以选择富含维生素和钙的食物，如西瓜、黄瓜、番茄、豆类及其制品等，也可以饮用果汁。

补盐补钾：夏天出汗多，体内丧失的盐分就比较多，所以要注意多吃些咸味的食物，以补充体内所失盐分，达到身体所需的平衡。此外，出汗多也会导致体内的钾离子丧失过多，具体症状是倦怠无力、食欲不振等。新鲜蔬菜和水果中含有较多的钾，可以酌情有节制地吃草莓、杏子、荔枝、桃、李等水果，而蔬菜中的青菜、大葱、芹菜、毛豆等含钾也很丰富。茶叶中含有比较多的钾，夏天多喝茶，既可以消暑，又能补钾。

暑天宜清补，不适合大补：夏天的饮食应该以清补、健脾、祛暑化湿为原则，应该选择具有清淡滋阴功效的食物，如鸭肉、鲫鱼、虾、瘦肉、食用蕈类（如香菇、蘑菇、平菇、银耳）、薏米等。夏天吃大补的食物容易让身体不舒服，所以羊肉不宜多吃，尤其是血压高的人，最好是多吃蔬菜，少吃油腻食物，并注意多吃清热降暑的食物，如绿豆粥、扁豆粥、荷叶粥、薄荷粥等。

"红灯"食物：

少吃凉食：气候特别炎热的时候，适当地吃一些凉食或喝一些冷饮会让人感觉身心舒适，还能起到一定的驱暑降温作用。但是，这些食物不宜吃得太多，否则容易导致胃肠温度下降，引起不规则收缩，诱发腹痛、腹泻等症状。

吃水果应该适度：长期靠"水果化"生存，容易导致蛋白质摄入不足，对人体的内分泌系统、消化系统、免疫系统等都产生不利影响。

避免生食水产品：海鲜中含有很多寄生物，未经高温消毒，吃了容易传染疾病。生吃蔬菜水果时一定要洗干净。

3.注意保暖不贪凉，不宜久洗冷水澡，谨防冷气病。为适应炎热的气候，夏季皮肤毛孔开泄，使汗液排出，通过出汗，以调节体温，适应暑热的气候。要注意保护人体阳气，防止因避暑而过分贪凉，从而伤害了体内的阳气。老年人久洗冷水澡或在冷水中久泡，体温会骤然下降，容易受寒，使关节疼痛，肢体麻木。夏季应该避免贪凉，应不用或适度使用空调和风扇。一旦感冒不可轻易用发汗药物，以免汗多伤心，避免气血淤滞，以防心脏病的发作。

4.注意防暑。夏季暑热湿盛，宜防暴晒，宜降室温，居室应尽量做到通风凉爽，早上开窗，十点前关闭，防止室外热气入侵。要保持平静的心境，力求"心静自然凉"。

老年人秋季养生保健应注意些什么？

1.合理膳食，以防燥护阴、滋阳润肺为准则。秋季天高气爽、气候干燥，秋燥之气易伤肺。因此，秋季饮食宜清淡，少食煎炒之物，多食新鲜蔬菜水果，蔬菜宜选用大白菜、菠菜、冬瓜、黄瓜、白木耳；肉类可食兔肉、鸭肉、青鱼等；多吃一些酸味的食品，如广柑、山楂等。适当多饮水，多吃些萝卜、莲藕、香蕉、梨、蜂蜜等润肺生津、养阴清燥的食物；尽量少食或不食葱、姜、蒜、辣椒、烈性酒等燥热食品及油炸、肥腻之物。体质、脾胃虚弱的老年人和慢性病患者，晨起可以粥食为主，如百合莲子粥、银耳冰片粥、黑芝麻粥等，可多吃些红枣、莲子、百合、枸杞子等清补、平补之品，以健身祛病，延年益寿。不能猛吃大鱼大肉，瓜果也不能过食，以免伤及肠胃。另外，要特别注意饮食清洁卫生，保护脾胃，多进温食，节制冷食、冷饮，以免引发肠炎、痢疾等疾病。

2. 积极参加体育锻炼，强身健体。秋季天高气爽，是户外活动的黄金季节。在此季节老年人必须加强体育锻炼，是秋季保健中最积极的方法。秋季要早睡早起，晨起后要积极参加活动健身锻炼，可选择登高、慢跑、快走、冷水浴等锻炼项目。秋季气候干燥，早、晚温差较大，随着干燥的灰尘、细菌、病毒在空气中飞扬，常会引起呼吸道疾病的传播，是慢性支气管炎和哮喘病的高发时节，因此，老年人在参加体育锻炼的同时要加强保暖，做好预防工作。

3. 保持乐观情绪，静养心神。秋季万物成熟是收获的美好时节，但秋天也是万物逐渐凋谢、呈现衰败景象的季节。此时节在老年人心中最易引起衰落、颓废等伤感情绪，因此，要注意调养情智，学会调适自己，保持乐观情绪，保持内心的宁静，适当延长夜间睡眠时间。可经常和朋友、家人谈心，或到公园散步,适当看看电影、电视,或养花、垂钓等,有益于修身养性,陶冶情操。

4. 衣装适宜,谨防着凉。秋季气温逐渐下降,早、晚温差较大。在此季节,老年人既要注意防寒保暖,又不能过早、过多添加衣物;在此季节只要不是过于寒冷,就要尽量让机体保持于凉爽状态,让身体得以锻炼,使其具有抗御风寒的能力。但是金秋季节,气候变化无常,老年人要顺应气候变化,适当注意保暖,以防止感冒和引发呼吸道等各种疾病,根据天气情况,及时增减衣服,防寒保暖,防病保健。

5. 拒绝秋燥。秋天干燥的气候,使人常感到口鼻咽喉干燥以及发生燥咳,又因肺与大肠相表里,秋天还可出现大便燥结。此外,秋燥还可导致口唇干燥、皮肤干裂以及毛发脱落。防止秋燥,首先要注意补充水分,每天最好喝3~4杯开水。秋季饮食应以滋阴润肺,防燥护阴为基本原则,可多吃梨、苹果、葡萄、香蕉、萝卜及绿叶蔬菜以助生津防燥,少吃辣椒、葱、姜、蒜等辛辣燥烈之物。中老年人在秋季洗澡不宜过勤,每周洗1~2次为宜,每次不超过半小时,不宜用碱性肥皂洗澡,应选用刺激性较小的肥皂等。

6. 拒绝秋膘。秋天天气转凉,饮食会不知不觉地过量,使热量的摄入大大增加,再加上宜人气候,让人睡眠充足,汗液减少,身体摄取的热量多于散发的热量。所以,肥胖者秋季更应注意减肥。首先,应注意饮食的调节,多吃低热量的减肥食品,如赤小豆、萝卜、薏米、海带、蘑菇等。其次,在秋季还应注意增加热量的消耗,有计划地增加运动量。秋高气爽,正是外出旅游的大好时节,既可游山玩水,舒畅心情,又能增加活动量,达到减肥的目的。

老年人冬季养生保健应注意些什么?

冬季养生,对人体有着良好的作用,对于老年人来说,冬季养生尤其重要。冬季天气寒冷干燥,是易发生疾病的季节。老年人在冬季养生应该特别注意以下几个宜与忌。

宜:

1.生活规律,起居有常。《素问·四气调神大论》载:冬三月早卧晚起,必待日光。早睡以养人体阳气,保持温热的身体;迟起以养阴气,日出而作,以避严寒,求温暖。衣着要暖和、宽松、柔软。脚要保暖,睡前用温水洗脚,并搓脚心100~200次,以补肾健脑。总之,冬季宜养藏为本,强肾助阴,以顺应自然,御寒健身。

2.饮食调摄,科学合理。冬季饮食之味宜减咸增苦,因为肾主咸味,心主苦味,咸能胜苦,故以补心气、固肾气。饮食宜温热,但不可过热。忌食生冷和黏硬食物,以防损伤脾胃。早上可煨生姜服少许,以驱风御寒。还要注意维生素A、维生素B_2、维生素C的摄取,适量食胡萝卜、油菜、菠菜、绿豆芽、枣、核桃仁等。所谓:"药补不如食补",阴虚之人应适当多食些羊肉、鸡肉、鹅肉,以补虚益气、养胃生津。

3.加强锻炼，增强体质。中医素有食补不如气补之说。冬天动一动，少闹一场病；冬天懒一懒，多喝药一碗。气补或动一动就是运动。冬季昼短夜长，阳光微弱，应多在室外锻炼，以补阳光照射不足。在冷空气中活动可增强神经调节机能，提高造血功能和抵抗力，但锻炼不宜出大汗，以防感冒。避免在大风、大雾、雨雪等恶劣天气中锻炼。

忌：

1.忌外出过早。冬季的早晨，室外是一天温度最低的时候，所以此时外出最易引起感冒，甚至诱发心脑血管病，因此冬季老年人最好选择上午10点以后到室外锻炼。

2.忌日晒过长。日晒过长会损伤皮肤，破坏人体的自然屏障，使大气中有害的化学物质、微生物侵袭人体，造成感染，还可引起视力减退。

3.忌洗浴过长。冬季空气干燥寒冷，许多老年人皮肤干燥脱屑、瘙痒，误以为是由于不清洁所致，于是每天洗浴一次，结果越洗皮肤越干燥，脱屑更多。其实老年人冬季5、6天洗浴一次最适宜。

4.忌活动过剧。适当的体育运动是强身健体、防病抗老的重要手段，但老年人不宜做剧烈运动，要选择合适的运动项目，如慢跑、骑自行车、打太极拳等。若运动后头晕、头疼、四肢乏力、胸闷气短、失眠多梦，那就说明运动量过大，要注意减少运动量，甚至暂时停止运动。

5.忌取暖失度。冬季天寒地冻，老年人怕冷，喜欢用热水袋贴身而卧,这样会引起皮肤红斑或烫伤,所以只要室温达到18℃~25℃即可。

6. 忌蒙头睡觉。有些老年人冬季喜欢捂头睡觉,以为这样可以暖和些,殊不知这样一来被窝内的氧气含量会逐渐减少,而二氧化碳等废气逐渐增加,使正常的呼吸受到影响,甚至造成窒息,或因缺氧诱发心脑血管病。因此正确的睡眠方法是:右侧卧位,低枕,头露被外,双腿屈伸。

7. 忌嗜烟好酒。冬季老年人喜欢边吸烟边聊天边看电视,由于冬季关门闭户,烟雾不易外散,对人体十分有害。长期烟雾蓄积对人体影响更大。有的老年人喜欢喝酒御寒,往往贪杯成瘾,甚至酩酊大醉。由于冬季室内外温差较大,酒后体虚,外寒之邪乘袭,寒热错杂,给心、脑、肺造成损害。

8. 忌"小疾"不治。老年人如遇感冒、咳嗽、头疼、心慌等"小疾",又是在冬季,必须及时治疗,以防患于未然。

老年人如何维护心理健康?

生理功能退化和生活家庭环境的变化使得老年人群成为一个心理障碍的高发人群。这种心理障碍从失落感、生活态度消极到性格改变易怒、多疑、焦虑、沉闷等,更为严重的甚至发展为自杀或者伤害他人。老年人容易出现许多以躯体不适为表现的疾病,其中一部分可以从病理生理学中找到病因,另一部分,也是非常容易使人忽视的就是心身疾病。

老年人肾上腺皮质功能、垂体功能等生理功能下降，使得他们对应激的处理能力明显差于年轻人，行动缓慢，活动范围变窄，接触外界的机会减少；另外老年人在接受新事物方面也有困难，和年轻人有"代沟"出现，特别是"空巢老人"群体，心理障碍的发生率大大增加。

要积极地维护老年人的心理健康，必须要树立预防为主的观念，可以从以下几方面考虑这个问题。

1. 良化心理环境反应。有意识地投身于有利的环境中去，比如多去开心热闹的场合，交谈时选择轻松愉快的话题，观看喜剧性娱乐性的电视节目等。

2. 参加社会活动，重新步入社会。从原来工作岗位上退离的老年人一般会有一种失落感。如果能够力所能及地参加一些社会活动和责任性工作，寻找一个过渡期，从群体之中得到安慰，会非常有助于心理健康的维持。

3. 参加老年大学和学习班。适当的文化活动使老年人能保持敏捷的思维，及时了解外界的信息、年轻人的思想状况，更加全面地接触社会，跟紧时代的步伐。

4. 进行体育锻炼。良好的身体状况和良好的思想状况是密不可分、相互促进的。老年人对自己身体状态的评价往往是从一两件体力活动事件开始的，比如上几层楼，爬多高的山，如果能够在这些方面始终保持充沛的体力和精力，必然会让他们对自己有一个积极的评价，良好的心境由此产生。

老年人心理健康的标准是怎样的？

对于老年人心理健康的标准，一些心理学家提出了以下六个方面的判断标准。

1.知觉良好，记忆清晰，思维敏捷，智力健全。主要表现为：老年人感觉、知觉尚好，能对事物做出符合逻辑的判断，能够记住必须要记的事；回答问题简单明了，富于联想，能举一反三。在正常生活中，休闲娱乐活动中能有创造的欲望和表现，等等。

2.有良好的自我认识，对自己的作用和价值有正确的认识，知道自己的长处和不足，能容纳自己。退休是人生的一个重要转折，如果不具备良好的自我认知能力，面对地位的变化、权力的失去、经济收入的减少、与家人孩子关系的变动（由被依赖者转为依赖者）等情况，必然会面临较大的心

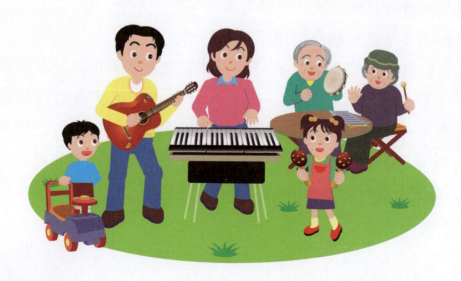

理压力。因此，心理健康的老年人，能正确认识自己、容纳自己，能较好地适应退休生活。

3. 积极的情绪多于消极的情绪，具有自我控制能力，情绪稳定，意志坚强；情感反应适度，情绪不过于起伏，办事严谨有序；遇事冷静，不易冲动；不抑郁，能经受悲欢离合。在人的一生中，总会遇到各种各样的喜怒哀乐。高兴时过度兴奋会造成内分泌紊乱，增加心脑血管的压力，不利于健康。悲伤时沉溺其中而不能自拔，持续时间超过一定限度，都可能会导致心理障碍的发生。

4. 对生活充满了兴趣，勤于学习，生活充实，始终保持对某些知识学习的热情，活到老学到老。许多老年人能够在晚年生活中发展新的兴趣、爱好，使退休生活充实有意义，找到了自己的精神寄托。如许多老年人积极参加老年大学的学习，对书画、跳舞、歌咏、旅游、社会公益活动、体育锻炼等活动热情参与，既体现了老年人依然充满朝气的生命力，又是他们创造精神和热爱生活的具体表现。

5. 乐观开朗，能与家人和睦相处；善于交际，待人和蔼，广交朋友，乐于助人，人际关系融洽；对人态度和蔼，以诚相交，以礼相待。在退休之前，人们生活的中心往往在工作岗位上，与家人关系不十分突出。退休之后老夫妻朝夕相处，与子女们也有了更多的接触。能够与家人和睦相处，是老年人心理健康的一个标志。同样，有无良好的人际关系，也是老年人心理是否健康的一个重要标志。人在退休后，摒弃了金钱、权力、地位的因素，这样保持和新建立起来的朋友关系才可能是真正的知音。老年的人际关系特别是交朋友，只要有颗平常心，能够彼此间平等相待就都会建立起一个新的交往圈子。无论过去的工作、职位、荣誉如何，只要在平等的基础上不自傲、不自卑，性格相容，能够从兴趣、爱好、知识、心理等方面相互补充、支持、交流，就都可以建立起新的真正的友谊，至于那些过去多年培育起来的真正的友谊则更应当保持、珍惜。

6.热爱生活，有奋斗目标，善于接受新事物，能根据实际情况的变化，适当调节自己的心理状态，与社会有效相处；具有适应社会环境变化的能力；以文明为本，自觉遵守社会公德，爱憎分明。社会是发展、进步的，老年人要乐于认识新事物、理解新事物、接受新事物，顺应社会发展不断更新自己原有的知识、经验，这样有助于保持良好的心态和人格的完整。老年人的价值也能从对社会事物建设性的态度中得到继续体现。

情绪对健康有怎样的影响？

积极的情绪有利于身体健康，而消极的情绪则会对健康带来不良影响，这是因为情绪有它的生理机制。当人处在一定的情绪状态时，会引起身体外部和内部的一系列生理反应。

一个心情舒畅，精神愉快的人，其中枢神经系统处于最佳功能状态，内脏器官及内分泌活动，在中枢神经的调节下，可处于平衡状态，使整体功能协调，充满活力，人的身体就自然健康。而消极情绪因素可以使人的大脑活动功能降低，引起免疫力的降低，使有机体抗癌力量下降。许多癌症患者在发病前大多曾有过持续的消极情绪，或遭受过重大的情绪挫折。

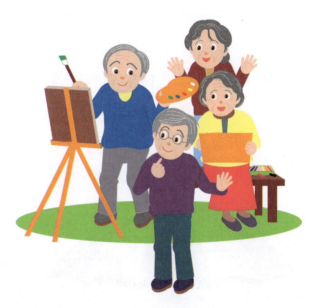

对老年人来说，抑郁、烦恼、发怒等消极情绪往往是引起或激发某些疾病的心理因素。所以老年人心理健康决定着他们的身体健康，一个心理健康的老年人很少患有身体疾病，相反，如果老年人的心理不健康也自然会引起各种疾病缠身，而情绪的变化直接影响着身体变化。

因此，老年人要想保持健康的身体就要遵从"笑一笑十年少"的原则，让自己愉快地度过晚年美好时光。

老年人应怎样培养良好的身心状态？

保持心理健康是老年人常葆青春、延年益寿的精神营养。因此，老年人要学会自我珍重，努力保持安定、乐观的情绪。老年人为了使自己能经常保持乐观情绪，要学会善于自我调节情绪，无论处于什么情况下，都能找到乐趣。

1. 树立正确的人生观、价值观、求知观、财富观、婚姻观、子女观、幸福观、交友观、时间观、社会观等，客观认识生活中的各种问题。

2. 面对现实，摆脱失落感。刚刚退休的人，容易患上"退休综合征"，不适应退休生活。这时需要自我调节，正确认识退休是每个人人生历程的必经之路，是事物发展的必然结果。有了正确的认识，再根据自身情况制订简单的退休生活计划，安排好时间，逐步适应退休生活。

3. 心胸开阔，知足常乐。对生活中发生的一些不合理现象要想得开；对待周围的人和事，甚至对待自己的子女和亲属，不要要求太高和太多。不要因为一些琐碎小事而引起情绪波动。多体谅别人，多看别人优点，不苛求别人，烦恼时糊涂点，得意时潇洒点。

4. 培养兴趣，丰富生活，自得其乐。老年人应当根据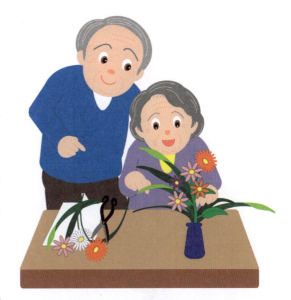身体条件和兴趣爱好，把生活内容安排得充实些，如练书法、种花草、养禽鸟、读书报、看影视剧等；还可以参加老年大学的学习，培养广泛的兴趣爱好（如学书法、音乐、戏剧、绘画、弹琴、唱歌等），以陶冶情操，这样既可舒展心情，又能珍惜时光，使自己不感到寂寞，使生活更有意义。

5. 加强人际交流，处理好各方面的人际关系（包括家庭成员、亲朋好友等），做到与众同乐。老年人要经常和好友聊天谈心，交流思想感情，在集体活动和人际交往中汲取生活营养，老年人难免会遇到一些不愉快的事，常在好友中宣泄郁闷，互相安慰，交流怀古，有助于心情舒畅，对保持心理平衡会起到重要的作用。

6. 助人为乐。多为他人着想，多帮助别人，不图报酬，志在为他人解忧消愁，不仅能使自己感到内心充实，还可在奉献中找到人生真正的乐趣，使生活过得更有意义。

老年人如何乐观生活？

老年人要乐观生活，第一，要想得开。要做到"五不"：对过去不后悔；对未来不忧虑；对现实不烦恼；对他人不怨恨；对自己不厌烦。第二，要敢于追求时尚：多与年轻人在一起，了解时代的发展，让他们的活跃、好动、充满探索与理想的个性感染自己；多参加文体活动和集体活动，开阔眼界、丰富自己的生活。

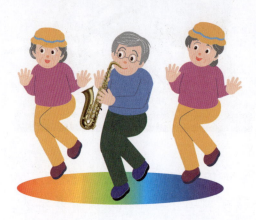

平时注意修饰和穿着，能使自己产生"我还年轻"的心理。第三，经常参加体育健身活动。积极参加迪斯科、交谊舞及学练太极拳等。锻炼使神经系统得到良好的训练，增强大脑的灵活性和记忆力，促进血液循环和新陈代谢，锻炼全身关节、韧带，使身体更灵活。第四，多到环境优美、和谐的地方游历，陶冶自己的性情，开阔心胸，感受生活的多姿多彩。第五，经常笑：笑，能令人神采飞扬；笑，能令人精神愉悦。当放声大

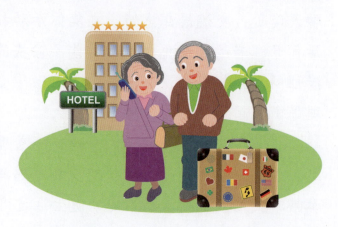

笑时，整个身体都像在做体操般的运动。笑是一种化学刺激反应，它能激发人体各个器官，尤其是激发大脑和内分泌系统的活动，还能给人一种年轻和健康的美感。

老年人晚年生活如何因"互联网+"更精彩？

根据中国互联网络信息中心发布的数据，从2000年到2017年6月，我国50岁以上的网民群体呈扩大趋势。2017年，50岁以上网民群体在网民中所占比例达到10.6%，越来越多的中老年人融入了互联网之中。现在对于很多已经用上智能手机的老年人，和"00后"一样，手机才是通向整个互联网世界的钥匙。他们通过微信社交，通过新闻客户端读新闻，通过手机APP购物。电脑和互联网给老年人带来积极作用，包括：增强与家人和朋友的联系，有利于老年人的社会化过程；增加终身学习的机会，丰富老年人的精神生活；扩展健康保健服务的途径，有益于老年人的身体健康等。有条件的老年人可以积极开展与网络的接触，通过手机或电脑等方式，借助老年大学相关课程，或者向儿女取经，了解网络，使用网络，不仅可增加生活乐趣，还可以减轻与儿女之间的沟通障碍，减少"与社会脱节"的隔离感。

互联网提供多种娱乐方式，如电视、电影、文学知识等，可以使老年人愉悦身心。此外，互联网提供多种养生知识，如健身、烹饪、作息等，可以减少老年人的疾病痛苦。同时互联网可以提供广范围的信息，如世界新闻、地方新闻等，可以使老年人了解世界，了解国家大事和经济风潮。但是也要看到互联网导致的诈骗现象时有发生。统计显示，老年人由于上网导致上当受骗中，60.3%是领免费红包、52.3%是免费赠送手机流量、48.6%是优惠团购商品。因此，老年人在享受网络带来的便利与愉悦时，应加倍注意防止被骗，增强防范意识与分辨信息真实性的能力，遇事多与子女沟通。同时，大部分老年人与互联网的接触是通过智能手机，由于手机操作与携带的便利性，容易造成老年人沉迷于网络中，长时间保持同一姿势，易引发身体不适，因此应注意上网时间不宜过长，每30分钟起身活动远眺放松，更应注意不可熬夜上网，否则得不偿失。

老年人如何利用中医养生？

1.常用养生保健方法

（1）心理调摄。老年人心理调摄的关键在于培养乐观情绪，保持神志安定。老年人可以通过欣赏音乐、习字作画、垂钓怡情等方法进行心理调摄，缓解疲劳、平稳血压和心律，达到身心愉悦的目的。

（2）饮食调养。老年人的消化系统功能减弱尤为明显，因此老年人的饮食调摄应以营养丰富、清淡易消化为原则，做到饮食多样化，宜食清淡、熟软的食物，进食宜缓，食要限量，少吃多餐。

（3）起居调摄。老年人的生活起居应当谨慎，做到起居规律，睡眠充足。老年人的居住环境以安静清洁、空气流通、阳光充足、湿度适宜、生活起居方便为好。注意劳逸结合，保持良好的卫生习惯，定时大便，临睡前宜用热水泡脚。

（4）运动保健。老年人进行积极的体育锻炼可以促进气血运行，延缓衰老，并可产生良性心理刺激，使人精神焕发，对消除孤独垂暮、忧郁多疑、烦躁易怒等情绪有积极作用。老年人运动锻炼要遵循因人制宜、适时适量、循序渐进、持之以恒的原则。适合老年人的运动项目有太极拳、八段锦、慢跑、散步、游泳、乒乓球等。如果身体不适可暂时停止运动，不要勉强。锻炼3个月以后，应进行自我健康小结，总结睡眠、二便、食欲、心率、心律是否正常，一旦发现异常情况，应及时就诊，采取措施。

2. 中医体质辨识及保健要点

（1）平和质

①特征

总体特征：阴阳气血调和，以面色、肤色润泽，头发稠密有光泽，目光有神，鼻色明润，嗅觉通利，味觉正常，唇色红润，精力充沛，不易疲劳，耐受寒热，睡眠安和，胃纳良好，二便正常等为主要特征。

形体特征：体形匀称健壮。

心理特征：性格随和开朗。

发病倾向：平素患病较少。

对外界环境适应能力：对自然环境和社会环境适应能力较强。

②保健要点

i 饮食保健：对于阴阳平和的老年人应丰富饮食的种类，形成多样化的饮食习惯，多吃五谷杂粮、蔬菜瓜果，少食过于油腻及辛辣之物。建议选择具有健脾、滋肾作用的饮食，如小麦、黄豆、山药、豆腐、木耳、苹果等。

推荐食疗方：山药扁豆粥。山药30克，白扁豆10克，粳米50克，白糖少许。制作：将粳米淘洗干净，山药切片，白扁豆洗净；将粳米、白扁豆放入锅内，加水适量，置武火上烧沸，再用文火熬煮至八成熟时，加入山药片、白糖，继续熬煮至熟即成。本粥有补益脾胃的作用。

ii 穴位保健

选穴：足三里、气海、大椎。

定位：足三里穴位于外膝眼下三寸，胫骨前嵴外1横指处；气海穴位于前正中线上，脐下1.5寸；大椎穴位于后正中线上，第七颈椎棘突下凹陷中。

操作：

点按法：用大拇指或中指按压足三里、气海穴，足三里穴可以两侧穴位同时操作。每次按压操作5~10分钟，每日两次，10天1个疗程。

艾灸法：雀啄灸法——点燃艾条后对准足三里、气海穴、大椎穴，距离皮肤约两厘米，以皮肤感到温热舒适能耐受为度，每次 10~15 分钟，隔日一次，10 天为 1 疗程。

iii 经络保健：平和质的经络按摩以通畅督脉为主。首先，将按摩油均匀滴到背部正中线及两侧，自颈部到腰骶部自上而下用手掌掌面进行推擦，与自颈部沿圆弧线到两侧腋窝的推擦相交替，各 12 次，再沿督脉及两侧第一侧线的膀胱经循行，每隔 1 寸左右即用拇指进行点、推、揉，3~5 遍后，右手五指稍微并拢，用指端自上而下对督脉、两侧竖脊肌进行叩击。

iv 运动保健：建议平和质的老年人形成良好的运动习惯，每日进行半小时~1 小时的有氧运动。推荐保健运动为八段锦、太极剑及太极拳。

v 注意事项：应持之以恒地保持良好的生活起居习惯。不宜食后即睡，保持充足的睡眠时间。

（2）气虚质

①特征

总体特征：元气不足，以平素语音低怯，气短懒言，肢体容易疲乏，精神不振，目光少神，头晕，健忘，易出汗，舌体胖大、边有齿痕等气虚表现为主要特征。

形体特征：肌肉松软不实。

心理特征：性格内向，不喜冒险。

发病倾向：易患感冒、内脏下垂等病，病后康复缓慢。

对外界环境适应能力：不耐受风、寒、暑、湿邪。

②保健要点

i 推荐基本药方：对于气虚体质的老年人推荐的基本药

方为补中益气丸，同时在临床用药中应慎用破气破血的药物。

ii 饮食保健：对于气虚体质的老年人应多吃具有益气健脾作用的食物，如粳米、小米、黄米、大麦、黄豆、白扁豆、豇豆、蚕豆、豌豆、土豆、白薯、红薯、山药、胡萝卜、香菇、鲫鱼、鹌鹑、鹅肉、羊心、羊肚、莲子、蘑菇、芡实、栗子、人参等。少吃具有耗气作用的食物，如槟榔、空心菜等。

推荐食疗方：黄芪童子鸡。童子鸡1只，生黄芪15克，葱、姜、盐、黄酒适量。制作：取童子鸡1只洗净，用纱布袋包好生黄芪，取一根细线，一端扎紧袋口，置于锅内，另一端则绑在锅柄上。在锅中加姜、葱及适量水煮汤，待鸡熟后，拿出黄芪包。加入盐、黄酒调味，即可食用。本汤具有补气补虚的作用。

山药粥。山药30克，粳米180克。制作：将山药和粳米一起入锅加清水适量煮粥，煮熟即成。此粥可在每日晚饭时食用。本粥具有补中益气、益肺固精的作用。

iii 穴位保健

选穴：关元、气海、神阙。

定位：关元穴位于前正中线上，脐下3寸；气海穴位于前正中线上，脐下1.5寸；神阙穴位于脐窝中央。

操作：艾灸法：平躺，借助温灸盒，对每个穴位进行温灸，每个穴位的时间10分钟，隔日一次，10天为1疗程。

iv 运动保健：对于气虚体质的老年人应避免剧烈的体育活动，太极拳和八段锦比较适合这类群体。推荐：呼气提肛法。首先吸气收腹，收缩并提升肛门，停顿2~3秒之后，再缓慢放松呼气,如此反复10~15次。

ⅴ注意事项:注意保暖。气虚质者卫阳不足,易于感受外邪,应注意保暖,不要劳汗当风,防止外邪侵袭。避免劳累:劳则气耗,气虚质者尤当注意不可过于劳作,以免更伤正气。

(3)阳虚质

①特征

总体特征:阳气不足,以平素畏冷,手足不温,喜热饮食,易出汗,精神不振,睡眠偏多,小便清长,大便溏薄,舌淡胖嫩,边有齿痕等虚寒表现为主要特征。

形体特征:肌肉松软不实。

心理特征:性格多沉静、内向。

发病倾向:易患痰饮、肿胀、泄泻等病;感邪易从寒化。

对外界环境适应能力:耐夏不耐冬;易感风、寒、湿邪。

②保健要点

ⅰ推荐基本药方:对于阳虚体质的老年人推荐的基本药方为金匮肾气丸,同时在临床用药中应慎用凉性的药物以免损伤阳气。

ⅱ饮食保健:对于阳虚体质的老年人应多吃甘温益气的食物,如牛羊肉、葱、姜、蒜、花椒、鳝鱼、韭菜、辣椒、胡椒等。少食生冷寒凉食物,如黄瓜、藕、梨、西瓜等。

推荐食疗方:当归生姜羊肉汤。当归20克,生姜30克,羊肉500克,料酒、食盐适量。制作:生姜冲洗干净,当归用清水浸软,切片备用;羊肉剔去筋膜,放入开水锅中略烫,除去血水后捞出,切块备用;当归、生姜、羊肉放入砂锅中,加清水、料酒、食盐，旺火烧沸后撇去浮沫，再改用小火炖至羊肉熟烂即成。本汤具有温中补血，祛寒止痛的功效，尤其适合冬天服用。

iii 穴位保健

选穴：命门、肾俞。

定位：命门穴位于后正中线上，第2腰椎棘突下凹陷中；肾俞穴位于第2腰椎棘突下，旁开1.5寸。

操作：艾灸法：俯卧，借助温灸盒，对穴位进行温灸，时间10~15分钟，隔日一次，10天为1疗程。

iv 推拿保健：摩擦腰肾法。以两手平掌的鱼际、掌根，或两手虚拳的拳眼，拳背着力，同时做上下左右摩擦两侧腰骶部。每次15分钟，每天2次，10天1疗程。

v 运动保健：对于阳虚体质的老年人在运动中应注意避风寒，不宜大汗，适合做一些温和的有氧运动，如慢走、太极剑、太极拳等。

vi 注意事项：阳虚质者耐春夏不耐秋冬，秋冬季节要适当暖衣温食以养护阳气，尤其要注意腰部和下肢保暖，每天以热水泡脚为宜。夏季暑热多汗，也易导致阳气外泄，使阳气虚于内。建议尽量避免强力劳作和大汗，也不可恣意贪凉饮冷。在阳光充足的天气适当进行户外活动，不可在阴暗潮湿寒冷的环境下长期工作和生活。

（4）阴虚质

①特征

总体特征：阴液亏少，以面色潮红、有烘热感，手足心热，目干涩，视物花，鼻微干，唇红微干，平素易口燥咽干，口渴喜冷饮，眩晕耳鸣，睡眠差，小便短涩，大便干燥等虚热表现为主要特征。

形体特征：体形偏瘦。

心理特征：性情急躁，外向好动，活泼。

发病倾向：易患疲劳、不寐等病；感邪易从热化。

对外界环境适应能力：耐冬不耐夏；不耐受暑、热、燥邪。

②保健要点

i 推荐基本药方：对于阴虚体质的老年人推荐的基本药方为六味地黄丸，同时在临床用药中应慎用辛温燥热之品。

ii 饮食保健：对于阴虚体质的老年人可以多吃甘凉滋润的食物，比如黑大豆、黑芝麻、蚌肉、兔肉、鸭肉、百合、豆腐、豆浆、猪头、猪髓、燕窝、银耳、木耳、甲鱼、牡蛎肉、鱼翅、干贝、麻油、番茄、葡萄、柑橘、荸荠、香蕉、梨、苹果、桑葚、柿子、甘蔗等。少吃羊肉、狗肉、辣椒、葱、蒜等性温燥烈之品。

推荐食疗方：莲子百合煲瘦肉。莲子（去芯）15克，百合20克，猪瘦肉100克，盐适量。制作：用莲子（去芯）、百合、猪瘦肉，加水适量同煲，肉熟烂后用盐调味食用。本汤具有清心润肺、益气安神的功效。

iii 穴位保健

选穴：三阴交、太溪。

定位：三阴交穴位于内踝尖上三寸，胫骨后缘；太溪穴位于足内侧，内踝后方，内踝尖与跟腱之间的凹陷处。

操作方法：用大拇指或中指按压三阴交和太溪穴，两侧穴位同时操作。每次按压操作5~10分钟。每日2次，10天1个疗程。

ⅳ运动保健：对于阴虚体质的老年人应保证每天半小时~1小时的有氧运动，如慢走、游泳、爬山、太极拳等。

ⅴ注意事项：熬夜、剧烈运动、高温酷暑的工作生活环境等能加重阴虚倾向，应尽量避免。

（5）痰湿质

①特征

总体特征：痰湿凝聚，以形体肥胖，尤其腹部肥满松软；性格温和，稳重；但也容易情志不畅，抑郁。常自觉胸闷、气短、乏力，食欲不振，活动时喜出黏汗，嘴里常有黏腻或甜腻感；伴随有口臭、嗳气、气喘、腹胀等痰湿表现为主要特征。

形体特征：体形肥胖，腹部肥满松软。

心理特征：性格偏温和、稳重，多善于忍耐。

发病倾向：易患消渴、中风、胸痹、咳喘等病。

对外界环境适应能力：对梅雨季节及湿重环境适应能力差。

②保健要点

ⅰ推荐基本药方：对于痰湿体质的老年人推荐的基本药方为平胃散、二陈汤，同时在临床用药中可以加用健脾的药物。

ⅱ饮食保健：对于痰湿体质的老年人饮食应以清淡为原则，多吃具有健脾、化痰、祛湿功用的食物如薏米、菌类、紫菜、竹笋、冬瓜、萝卜、金橘、芥末等食物。少吃肥肉、甜及油腻的食物。

推荐食疗方：薏米冬瓜汤。薏米30克，冬瓜150克。制作：山药、冬瓜，置锅中慢火煲30分钟，调味后即可饮用。本汤具有健脾，益气，利湿的功效。

ⅲ 穴位保健

选穴：丰隆、水道。

定位：丰隆穴位于外踝尖上8寸，胫骨前嵴外2横指；水道穴位于在下腹部，脐中下3寸，距前正中线2寸。

操作方法：用大拇指或中指按压丰隆穴、水道穴，丰隆穴两侧穴位同时操作。每次按压操作5~10分钟。每日2次，10天1个疗程。

ⅳ 运动保健：对于痰湿体质的老年人每天应有规律地进行有氧运动，养成合理的饮食习惯，控制体重。可做搅海、漱津，即齿常叩，津常咽。

ⅴ 注意事项：痰湿体质的人耐热的能力差，所以要尽量避免在炎热和潮湿的环境中锻炼。运动环境宜温暖宜人，不要在寒冷的环境中锻炼。痰湿体质的人一般体重较大，运动负荷强度较高时，要注意运动的节奏，循序渐进地进行锻炼，保障人身安全。

（6）湿热质

①特征

总体特征：湿热内蕴，以形体偏胖或苍瘦，性格多急躁易怒，口苦口干，身重困倦，心烦懈怠，眼睛红赤，男易阴囊潮湿，小便短赤，大便燥结或黏滞等湿热表现为主要特征。

形体特征：形体中等或偏瘦。

心理特征：容易心烦急躁。

发病倾向：易患疮疖、黄疸、热淋等病。

对外界环境适应能力：对夏末秋初湿热气候，湿重或气温偏高环境较难适应。

②保健要点

i 推荐基本药方：对于湿热体质的老年人推荐的基本药方为甘露消毒饮、龙胆泻肝汤。

ii 饮食保健：对于湿热体质的老年人应提倡饮食清淡，多吃甘寒、甘平、清利湿热的食物，如薏苡仁、莲子、茯苓、红小豆、绿豆、冬瓜、丝瓜、葫芦、苦瓜、黄瓜、西瓜、白菜、芹菜、卷心菜、莲藕、空心菜、苋菜等。少吃胡桃仁、鹅肉、羊肉、狗肉、鳝鱼、香菜、辣椒、花椒、酒、饴糖、胡椒、蜂蜜等甘酸滋腻之品及火锅、烹炸、烧烤等辛温助热食品。

推荐食疗方：薏米绿豆粥。薏米30克、绿豆30克、大米50克。将薏米、绿豆和大米一起入锅加清水适量煮粥，煮熟即成。此粥可在每日早晚食用。本粥具有清利湿热的作用，特别适宜夏天食用。

iii 穴位保健

选穴：阴陵泉、阳陵泉。

定位：阴陵泉穴位于胫骨内侧踝下方凹陷处；阳陵泉穴位于小腿外侧，当腓骨小头前下方凹陷处。

操作方法：用大拇指或中指按压阴陵泉穴和阳陵泉穴，两侧穴位同时操作。每次按压操作5~10分钟。每日2次，10天1个疗程。

ⅳ运动保健：对于湿热体质的老年人每天应进行有规律的有氧运动如游泳、爬山、慢走、太极拳、八段锦等。

ⅴ注意事项：不宜熬夜，或过度疲劳。要保持二便通畅，防止湿热郁聚。注意个人卫生，预防皮肤病变。

（7）血瘀质

①特征

总体特征：血行不畅，以瘦人居多，口唇暗淡或紫，舌质暗有点、片状瘀斑，舌下静脉曲张。

形体特征：胖瘦均见。

心理特征：易烦，健忘。

发病倾向：易患症瘕及痛证、血证等。

对外界环境适应能力：不耐受寒邪。

②保健要点

ⅰ推荐基本药方：对于血瘀体质的老年人推荐的基本药方为桃红四物汤，在临床用药时可以配用理气活血药进行治疗。

ⅱ饮食保健：对于血瘀体质的老年人建议多吃具有活血化瘀的食物，如黑豆、黄豆、香菇、茄子、油菜、羊血、芒果、木瓜、海藻、海带、紫菜、萝卜、胡萝卜、金橘、橙子、柚子、桃子、李子、山楂、醋、玫瑰花、绿茶、红糖、黄酒、葡萄酒、白酒等具有活血、散结、行气、疏肝解郁作用的食物。少吃肥猪肉等滋腻之品。应戒除烟酒。

推荐食疗方：黑豆川芎粥。川芎6克，黑豆20克，粳米50克，红糖适量。制作：川芎用纱布包裹，和黑豆、粳米一起水煎煮熟,加适量红糖,分次温服。本粥具有活血祛瘀,行气止痛的功用。

ⅲ 穴位保健

选穴：血海。

定位：屈膝,在髌骨内上缘上2寸,当股四头肌内侧头的隆起处。

操作方法：用大拇指或中指按压血海穴,两侧穴位同时操作。每次按压操作5~10分钟。每日2次,10天1个疗程。

ⅳ 运动保健：对于血瘀体质的老年人每天应有规律地进行有氧运动,避免剧烈以及过量的体育运动。可采用"步行健身法",通过步行运动,促进全身血液的运行,有活血化瘀的功效。

ⅴ 注意事项：血得温则行,得寒则凝。血瘀质者要避免寒冷刺激。日常生活中应注意动静结合,不可贪图安逸,加重气血郁滞。气为血帅,故亦需注意情志舒畅,勿恼怒郁愤。

（8）气郁质

①特征

总体特征：气机郁滞,以形体瘦者居多,平素忧郁面貌,神情多烦闷不乐。胸胁胀满,或走窜疼痛,喜叹息,或嗳气呃逆,或咽喉部有异物感,或乳房胀痛。食欲减退,睡眠较差,惊悸怔忡,健忘等气郁表现为主要特征。

形体特征：形体瘦者为多。

心理特征：性格内向不稳定、敏感多虑。

发病倾向：易患脏躁、梅核气、百合病及郁证等。

对外界环境适应能力：对精神刺激适应能力较差；不适应阴雨天气。

②保健要点

ⅰ推荐基本药方：对于气郁体质的老年人推荐的基本药方为逍遥散、柴胡疏肝散。

ⅱ饮食保健：对于气郁体质的老年人建议多吃小麦、高粱、蒿子秆、香菜、葱、蒜、萝卜、洋葱、苦瓜、黄花菜、海带、海藻、橘子、柚子、槟榔、玫瑰花、梅花等行气、解郁、消食、醒神之品。睡前避免饮茶、咖啡等提神醒脑的饮料。

推荐食疗方：菊花玫瑰茶。杭白菊4朵，玫瑰花2朵，90℃水沏，可以经常服用。

ⅲ穴位保健

选穴：太冲、膻中。

定位：太冲穴位于足背，第1、2跖骨结合部之前凹陷中；膻中穴位于胸部，当前正中线上，平第四肋间，两乳头连线的中点。

操作方法：用大拇指或中指按压太冲穴和膻中穴，太冲穴两侧穴位同时操作。每次按压操作5~10分钟。每日2次，10天1个疗程。

ⅳ运动保健：建议气郁体质的老年人每天有半小时~1小时的有氧运动。可选择下棋、打牌、瑜伽等体娱游戏，以闲情怡志，促进人际交流。

ⅴ注意事项：气郁日久易致血行不畅，衣着方面宜选择宽松透气性好的款式，还应注意鞋袜也不宜约束过紧，否则易影响气血运行，出现肢体麻木或发凉等症状。居室环境宽敞明亮，温度、湿度适宜。

（9）特禀质

①特征

总体特征：先天失常，以过敏性疾病者常见哮喘、咽痒、鼻塞、喷嚏，或皮肤常出现风团；遗传性疾病有垂直遗传、先天性、家族性特征；胎传性疾病者具有母体影响胎儿个体生长发育及相关疾病等为主要特征。

形体特征：过敏体质者一般无特殊；先天禀赋异常者或有畸形，或有生理缺陷。

心理特征：随禀质不同情况各异。

发病倾向：过敏体质者易患哮喘、荨麻疹、花粉症及药物过敏等；遗传性疾病如血友病、先天愚型等；胎传性疾病如五迟、五软、解颅、胎惊等。

对外界环境适应能力：适应能力差，如过敏体质者对易致过敏季节适应能力差，易引发宿疾。

②保健要点

i 推荐基本药方：对于特禀体质的老年人推荐的基本药方为玉屏风散，临床用药中慎用泻药。

ii 饮食保健：对于特禀体质的老年人饮食宜清淡、均衡、粗细搭配适当、荤素配伍合理。少吃荞麦、蚕豆、白扁豆、牛肉、鹅肉、鲤鱼、虾、蟹、茄子、酒、辣椒、浓茶、咖啡等辛辣之品、腥发及含致敏物质的食品。

推荐食疗方：黄芪山药粥。黄芪10克，山药50克，大米 100 克。将黄芪、山药、大米一起入锅加清水适量煮粥，煮熟即成。本粥具有健脾益气的作用。

iii 穴位保健

选穴：足三里、关元、神阙、肾俞。

定位：足三里位于外膝眼下三寸，胫骨前嵴外 1 横指处；关元穴位于前正中线上，脐下 3 寸；神阙穴位于脐窝中央；肾俞穴位于第 2 腰椎棘突下，旁开 1.5 寸。

操作：点按法：用大拇指或中指按压足三里穴，两侧穴位同时操作，每次按压操作 5~10 分钟，每日两次，10 天 1 个疗程。艾灸法：对足三里穴、关元穴、神阙穴、肾俞穴进行温灸，可以借助温灸器，每次时间 10~15 分钟即可，隔日一次，10 天为 1 个疗程。

iv 运动保健：建议特禀体质的老年人每天有半小时~1 小时的有氧运动。注意避风寒。

v 注意事项：避免过敏原的刺激，生活环境中接触的物品如枕头、棉被、床垫、地毯、窗帘、衣橱易附有尘螨，可引起过敏，应常清洗、日晒。外出也要避免处在花粉及粉刷油漆的空气中，以免刺激而诱发过敏病症。

3. 中医季节更替养生

中医理论中有"天人合一"，即人与自然的统一性，季节更替时天气变化无常，如夏秋交替，冷热更迭，患者容易因气候突变而加重病情，出现头痛、头晕、耳鸣、目眩、心悸等症状。中医重在治未病，如能在气候多变的季节根据患者的个体特点在情志、饮食及运动方面加以调节，则可能起到比服用药物更好的效果。

（1）情志调摄：顺应四季变化规律，遵循四季养生法则，调摄情志，精神乐观、心境清净。孙思邈在《千金方·养性》中告诫人们"莫忧愁、莫大怒、莫悲恐、莫大惧……莫大笑、勿汲汲于所欲，勿悁悁怀忿恨……若能勿犯者，则得长生也。"诗词歌赋、琴棋书画、花鸟虫鱼，均可益人心智、怡神养性，有助于疾病的调治。

（2）平衡饮食：老年人在季节变换中要少吃酸性食品，多吃能补益脾胃的食物，如瘦肉、禽蛋、大枣、水果、干果等；多吃韭菜、菠菜、荠菜和葱等新鲜蔬菜，能有效降低胆固醇，减少胆固醇在血管壁上的沉积，利于血压的调控；多吃甘温食物，如大枣、花生、玉米、豆浆等。

（3）运动调治：老年人在季节变换中应当遵循"动中有静、静中有动、动静结合、以静为主"的原则。坚持户外锻炼，以户外散步、慢跑、太极拳、气功锻炼等节律慢、运动量小、竞争不激烈，且不需要过度低头弯腰的项目为宜，并以自己活动后不觉疲倦为度。

（4）顺应季节：在季节变化中，通过顺应四时变化，调整阴阳，使人与自然相和谐，从而达到阴平阳秘，养生保健之功效。春季肝气当令，万物生发，应多做户外活动；夏季炎热，暑湿为邪，注意饮食勿过油腻及生冷，勿使大汗伤津；秋季干燥，阴虚之人当注意勿使津伤阴亏；冬季寒冷，肾阳不足之人当注重保护阳气，宜足浴。